养好肺

孩子 不咳嗽 不过敏

李爱科 ———— 主编

北京市健宫医院儿科主任

北京东城中医医院儿科主任、副主任医师

中国纺织出版社有限公司

图书在版编目（CIP）数据

养好肺　孩子不咳嗽　不过敏 / 李爱科主编 . -- 北京：中国纺织出版社有限公司，2019.10

ISBN 978-7-5180-6345-1

Ⅰ . ①养… Ⅱ . ①李… Ⅲ . ①儿童 - 补肺 - 基本知识 Ⅳ . ①R256.1

中国版本图书馆 CIP 数据核字（2019）第 127159 号

主　编　李爱科
编委会　李爱科　石艳芳　张　伟　石　沛　赵永利　姚　莹
　　　　王艳清　杨　丹　余　梅　李　迪　熊　珊

────────────────────────────────

策划编辑：樊雅莉　　责任校对：韩雪丽　　　责任印制：王艳丽

────────────────────────────────

中国纺织出版社有限公司出版发行
地址：北京市朝阳区百子湾东里 A407 号楼　邮政编码：100124
销售电话：010-67004422　传真：010-87155801
http://www.c-textilep.com
E-mail:faxing@c-textilep.com
中国纺织出版社天猫旗舰店
官方微博 http://weibo.com/2119887771
天津千鹤文化传播有限公司印刷　各地新华书店经销
2019 年 10 月第 1 版第 1 次印刷
开本：710×1000　1/16　印张：12
字数：168 千字　　定价：55.00 元

────────────────────────────────

凡购本书，如有缺页、倒页、脱页，由本社图书营销中心调换

现代医学表明，当孩子的肺出了问题，一系列的健康问题便接踵而来。常见的发热、咳嗽、感冒、反复呼吸道感染、肺炎、支气管炎、哮喘、咽喉炎、鼻炎、湿疹以及食物过敏等病症都跟肺有关，所以，养护好孩子的肺才是关键。

为什么这么说呢？

在人体的脏腑之中，肺是极其重要的脏腑，其"开窍于鼻，其华在毛，其充在皮，主气而司呼吸，主宣发，外合皮毛，主肃降，又通调水道"。肺是跟外界接触最多的脏腑，也是最容易受到伤害的脏腑，故有"娇脏"之称。而孩子"脏腑娇嫩，形气未充"，其肺脏就更为"娇嫩"，更易受到伤害。

我国清代的名医吴鞠通就认为小儿时期机体的特点为：脏腑柔嫩，气血未充，脾胃薄弱，肾气未充，腠理疏松，神气怯弱，筋骨未坚等。而现实中的一些事实也很好地向我们证明了这一点。例如，当气温发生变化的时候，成年人并没有觉得有什么不妥，孩子却容易出现打喷嚏、发热以及咳嗽等症状；在相同的环境中，成年人感到身体不适，可能只是会打几个喷嚏，而孩子却会出现头痛脑热的症状……这些，都是孩子对外邪的抵抗力比成年人要弱，容易出现身体不适，发生以发热、咳嗽等症状为主的呼吸道系统疾病的主要表现。

除呼吸系统疾病外，中医指出，孩子出现的各种过敏症状也是因气血不足，肌表不固，抵抗力不强所致，也就是跟肺气的宣发肃降有着直接的关系。也就是说，孩子的肺受到了伤害，就会引发各种过敏症状。所以妈妈们养护好孩子的肺，孩子的肺气变得充足，那些令人烦恼的过敏症状就会自然消失。

本书针对孩子的一些常见病进行详细剖析，根据不同症状给予不同的食疗、推拿等绿色疗法，并指明不同阶段的预防和护理要点。同时也详细阐述了什么时候就医、如何用药、如何对症饮食等问题，方便爸爸妈妈在家里为孩子调养与保健。

相信在本书的帮助下，爸爸妈妈定能为孩子娇嫩的肺，增加一份天然保护力，为孩子的健康成长加油鼓劲儿。

李爱科
2019 年 5 月

目录
CONTENTS

第1章 养好肺，孩子就能少受些发热的苦

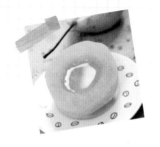
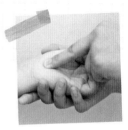

第 2 章　咳嗽多跟肺有关，养好肺咳嗽就没了

第3章 感冒多因肺气虚，肺养好了就能少感冒

养好肺 孩子不咳嗽 不过敏

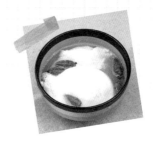
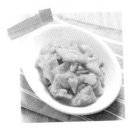

 第4章 **反复呼吸道感染多是正气不足，
养肺就能养正气**

第5章 肺热是肺炎的罪魁祸首，清肺解热，治标更治本

第6章 告别小儿支气管炎，养阴清肺是关键

孩子不哮喘的秘密，
在于肺的肃降功能强健

第7章

第 8 章   咽喉炎、鼻炎，防治要疏风宣肺

养好肺   孩子不咳嗽   不过敏

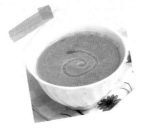
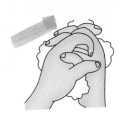

湿疹多跟湿热有关，化湿清热在脾肺

第10章 食物过敏多为湿热惹的祸，
清除肺热可去根

养好肺 孩子不咳嗽 不过敏

第 **1** 章

养好肺，孩子就能少受些发热的苦

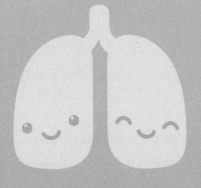

孩子发热就忙着退热，妈妈这么做真的错了

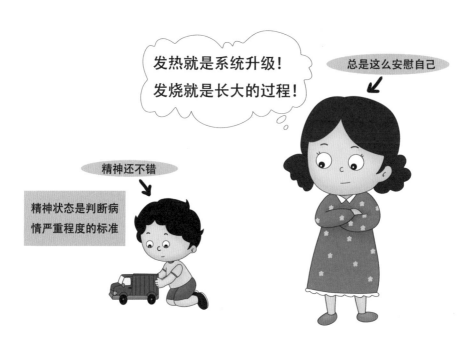

发热就是系统升级！
发烧就是长大的过程！

总是这么安慰自己

精神还不错

精神状态是判断病情严重程度的标准

发热是症状，不是疾病

发热，也就是发热，是孩子身上最常见，也是最容易出现的一种症状。简单来说，一旦孩子的体温超过 37.5℃，就可以说是发热了。一些妈妈在发现孩子出现发热症状后，便赶紧给孩子退热降温，这种做法并不可取。

因为，发热不是病，是一种症状，是伴随着外邪入侵而产生的。说得更简单一些，发热是孩子患了某种疾病，所表现出来的一种症状而已。"对症下药，才能药到病除"，当孩子出现发热症状时，只顾着给孩子降温，治标却不能治本，有时不仅不能让孩子的热退下来，反而会使得孩子的病情加重。

孩子发热，多跟肺有关

发热时伴随出现的体征	可能的疾病
咽部充血、扁桃体肿大	上呼吸道感染、急性扁桃体炎
皮肤出现皮疹	常见的出疹性传染病，如幼儿急疹、麻疹、风疹等
疱疹	水痘、手足口病等
皮肤有淤斑	流行性脑脊髓膜炎或血液系统疾病
浅表淋巴结肿大	传染性单核细胞增多症、皮肤黏膜淋巴结综合征，白血病和恶性淋巴瘤
口腔黏膜有斑点	麻疹
肺部有痰鸣音或水泡音	急性支气管炎或支气管肺炎
肺部有哮鸣音	喘息性支气管炎或支气管哮喘
腹部有明显的压痛或其他体征	急腹症如急性阑尾炎、肠梗阻等

从上面的列表中可以看出，孩子出现发热症状，多与呼吸道感染疾病有关，绝大多属于肺系病。由此，孩子出现发热症状时，妈妈们首先要做的，并不是退热，而是要确定孩子感染的是哪种疾病，然后根据具体疾病再进行治疗。

平时注意这 4 点，孩子发热早发现

发热虽不是疾病，适度发热可提高孩子的免疫力。但妈妈们仍不可掉以轻心，需及时发现孩子发热的症状，并根据实际情况找到引起发热的疾病，才能保护好孩子的肺，利于孩子尽快痊愈、健康成长。

外部特征

脸部潮红、嘴唇干热，并表现出哭闹不安

触摸

亲吻或者抚摸孩子的身体及额头有些发烫

食欲不振

一般来说，发热会影响到孩子的食欲，在发热 1～2 小时后，就会表现出来

尿量、尿液

孩子在发热后，一般来说尿量比平时要少，而且颜色较深

日常生活中，当孩子出现上述表现，就表明孩子可能已经发热了。此时，家长应先用温度计给孩子测试体温，以确定孩子的发热程度。

低、中、高热的不同应对之道

体温< 38℃时

经测试，孩子的体温在 37.5 ～ 38℃，为低中度发热。如果孩子的精神状态不错，可以留在家中观察，在给孩子多喝水的同时采用物理方式退热，如贴退热贴或温水沐浴。

如果孩子不喜欢喝白开水，可以榨一些西瓜汁或者是葡萄汁给孩子饮用，不仅能给孩子补充水分，还可有效地帮助孩子降温。

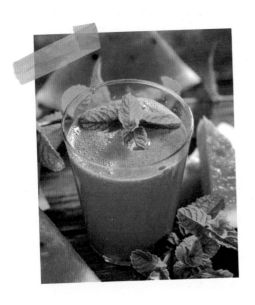

西瓜汁

食材： 西瓜肉 50 克。

做法： 先将西瓜肉去子，切小块，让后放入榨汁机中打成汁。

用法用量： 将西瓜汁稀释 1 倍后，给宝宝当饮料喝。

体温在 38 ～ 38.9℃时

当测试体温在 38 ～ 38.9℃时，就属于中度发热。此时，要考虑服用退烧药。

类别	代表	疗效	不良反应
对乙酰氨基酚	泰诺林 扑热息痛 小儿百服宁	吸收快速而完全，口服 30 分钟内产生退热作用，但控制体温的时间相对较短，为 2 ~ 4 小时	常规剂量下，不良反应很少，偶尔可引起恶心、呕吐、出汗、腹痛、皮肤苍白等，但长期大量使用，会导致肝肾功能异常，也可增加婴儿哮喘的发病率
布洛芬	美林	散热效果维持时间长，平均控制退热时间为 5 小时，退热平稳持久，且毒性低。对于 39℃ 以上的高热，布洛芬退热效果比对乙酰氨基酚要好	可引起轻度的胃肠道不适，偶有皮疹、耳鸣、头痛，还会影响凝血功能及升高转氨酶等，也有引起胃肠道出血和加重溃疡的报道。一般用于 6 个月以上的高热患儿

上表所列举的，就是适宜孩子发热时使用的退烧药，如孩子出现中度发热，可以选择使用。不过需要提醒注意的是：其他类型的退烧药要谨慎使用，并且一定要遵从医嘱。除此之外，妈妈在给孩子服用退烧药时，还要注意以下 6 点。

1 ➤ 口服退烧药一般可 4 ~ 6 小时服用 1 次，每日不超过 4 次。

2 ➤ 尽量选用 1 种退烧药，尤其应注意一些感冒中成药，其中含有对乙酰氨基酚等西药退烧药成分，应避免重复用药。

3 ➤ 不宜空腹给药，尽量饭后服用，以避免药物对胃肠道的刺激。

4 ➤ 服退烧药时应多饮水，及时补充电解质，以利于排汗降温，防止发生虚脱。

5 ➤ 疗程不宜超过 3 天，热退即停服，服药 3 天后仍发热应咨询医生。

6 ➤ 如果是体弱、失水、虚脱的患儿，不宜服用解热发汗的药物，以免加重病情。

体温在 39.0 ~ 41℃

高热时最易发生惊厥，要迅速将孩子抱到床上，使之平卧，解开衣扣、衣领、裤带，物理降温，同时立即叫急救车，切勿延误。

体温 ≥ 41℃时

一旦体温超过 41℃，就属于极度危险的高热了，妈妈应该及时送孩子前往医院，尤其是有过高热惊厥史的孩子，更应如此。

太和汤，孩子最好的退烧良药

● 孩子发热，多喝水有助于调节体温

人体的机能，只有在正常的温度范围内才能发挥正常，才是最健康的。当体温过高，一般来说超过 38℃，脏腑功能就会受到影响。当孩子发热体温没有超过 38℃，情绪以及精神状态良好时，让孩子多喝一点白开水，有助于孩子退热。

因为当人体体温升高，超过正常的范围，机体的自我保护机能就开始启动，会出现心率和呼吸增快、体表温度升高和不同程度的出汗症状。这时只能通过挥发体内的液体来调节体温。因此让孩子适时适量地喝一些白开水，不仅能补充水分，避免脱水；还会促进出汗、排尿，带走体内多余的热量，让体温更快地降下来。

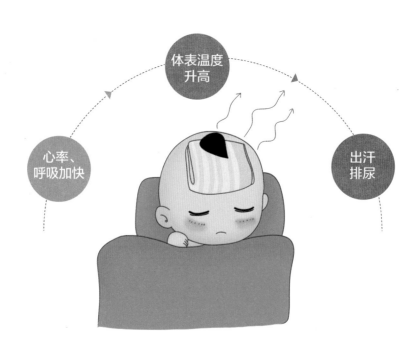

这样烧的白开水被称作"百药之王"

在这儿要提醒注意的是，孩子发热饮用白开水退热，要想达到更好的效果，应该用自来水，并且在煮沸后继续煮5分钟左右，待自然冷却到20～25℃后再给孩子饮用。

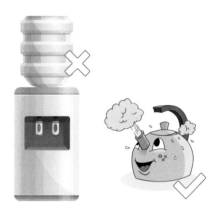

这样煮出来的水，可是大有来头，在中医上有"百药之王"的美誉，并有一个很好听的名字叫作"太和汤"。李时珍在《本草纲目》中就有记载，说它具有"助阳气，行经络，促发汗"作用。

有一个3岁的小男孩，因感冒而发热，体温达到38℃。孩子的父母看在眼里，痛在心里，因怕吃药会带来负面影响，而不敢让孩子服用任何的药物。就在他们感到焦急时，听人说起了"太和汤"，便抱着试试的心理给孩子服用。没想到的是，孩子的症状竟然逐渐得到了缓解。

孩子发热，多饮用这样的白开水，除补充水分，有利调节体温之外，还有助于脾胃阳气的升发，养护脾胃。不仅如此，还对咽喉部有较好的湿润作用，可缓解因发热而引起的嗓子发炎、扁桃体肿大等症状。

加点盐或者蜂蜜，孩子更爱喝

一些孩子（1周岁以上）可能不喜欢喝凉白开，觉得没有味道。在这个时候，不妨给水加一点味道，如加点盐或者蜂蜜。

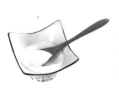

食盐水
补充体内失掉的盐分，防止脱水

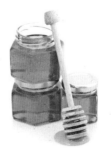

蜂蜜水
补充体内水分，滋阴润肺

◉ 温开水虽好，也要控制好量

不过，在这里要提醒注意的是，因为孩子的肾脏生理以及功能发育不成熟，喝水过多将无法及时排出，从而会蓄积在血液中导致钠离子被过分稀释，造成低血钠，引起水中毒，进而影响脑部活动。所以，在给发热的孩子补充水分时，不可太过于频繁，量也不宜太多。以下，就是不同年龄孩子每日适宜摄入的水分总量。这些水分，包括所有含水分的食品，如白开水、纯母乳、配方奶等。

年龄	平均体重（千克）	每日总水量（毫升）
3 天	3.0	250 ~ 300
10 天	3.2	400 ~ 500
3 个月	5.4	750 ~ 850
6 个月	7.3	950 ~ 1100
9 个月	8.6	1100 ~ 1250
1 岁	9.5	1150 ~ 1300
2 岁	11.8	1350 ~ 1500

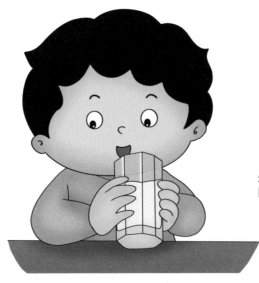

少量多次喝水，水温不宜太高，以免刺激咽部

推天河、退六腑，
不打针、不吃药的退热法

● 孩子发热，轻易打针吃药不可取

孩子出现发热症状，爷爷奶奶或者是姥姥姥爷，他们可能比孩子的母亲更急。此时，他们往往会催促孩子的母亲赶紧带孩子去医院，让医生给孩子打针吃药。唯有如此，他们悬着的心才会放下来。

事实上，孩子发热并非全是坏事，如果将温度控制在适度的范围，如在 38.5℃ 以下，孩子精神状态较好，是用不着急着打针吃药的。其原因有二：

其一，发热是人体正气与外侵邪毒在相互搏斗，对小孩的免疫力有提高的作用。

其二，是药就有三分毒，孩子年龄还小，身体发育不完善，过多或者过早服用，除了会影响到免疫力，还会影响脏腑生理功能的正常成长发育。一些孩子抵抗力差，容易出现身体不适、生病，就是因为身体一不舒服就吃药打针，以致对药物形成了依赖，自身对邪毒的防御能力变得越来越弱。

所以，当孩子出现发热，长辈再要求赶紧给孩子吃药打针时，妈妈们不妨将这些道理告诉他们，或许他们在了解了之后，便不会再那么坚持了。

● 推天河水，可清一切热证

推天河水，是中医传统的推拿按摩手法，《幼科推拿秘书·推拿手法》中就有记载，认为可"用治诸热惊风，心经热盛，口喝咽干等一切热证"。

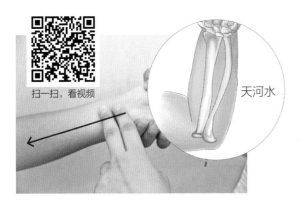

扫一扫，看视频

天河水

推天河水

【精准取穴】在手前臂内侧，自腕横纹至肘横纹之间正中的一条直线。

【操作方法】用食中二指指腹自腕向肘直推天河水 100 ～ 300 次。

【适用症状】主治孩子外感发热、内热、支气管哮喘等病症。

● 退六腑，感冒发热试试这一招

除推天河水外，退六腑的效果也不错。

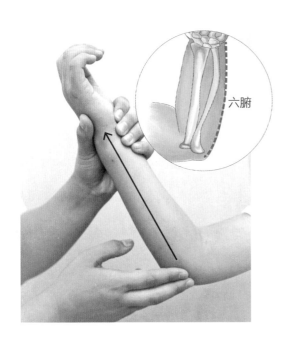

六腑

扫一扫，看视频

退六腑

【**精准取穴**】前臂尺侧，腕横纹至肘横纹成一直线。

【**操作方法**】用拇指指端或食中二指指端，沿着孩子的前臂尺侧，从肘横纹处推向腕横纹处，操作300次。

【**适用症状**】对感冒引起的发热、支气管哮喘有调理作用。

● 加点滑石粉，推拿效果会更好

滑石粉 〔利水通淋、清热解暑〕

【**性味**】甘淡，寒；无毒。

【**归经**】入胃、膀胱经。

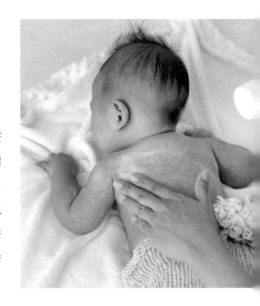

　　由于孩子的肌肤娇嫩，妈妈在使用推拿按摩的手法帮助孩子缓解发热时，适当地在手指上沾一点或者在孩子的肌肤上抹一些滑石粉，不仅可以利用滑润的特性，减少对孩子娇嫩肌肤的伤害；还因滑石有滑利、柔润、利窍淡渗的作用，可"上开腠理而发表"，使得肺气得以宣畅，达到更好的退热效果。

脾虚积食而发热，试试捏脊和摩腹

● 孩子发热，有可能是脾虚积食

小孩发热，除外感发热外，还有内伤发热。脾虚积食，就是引起孩子内伤发热最为常见的原因之一。这种发热，是因为孩子吃得太多了，超过了脾胃的运化能力，致使脾胃的运化功能失常，让饮食羁留在肠胃中，积郁而化热所致。

相对于外感发热来说，妈妈要想辨别孩子是不是内伤发热很简单，只要看看是不是有以下症状就够了。

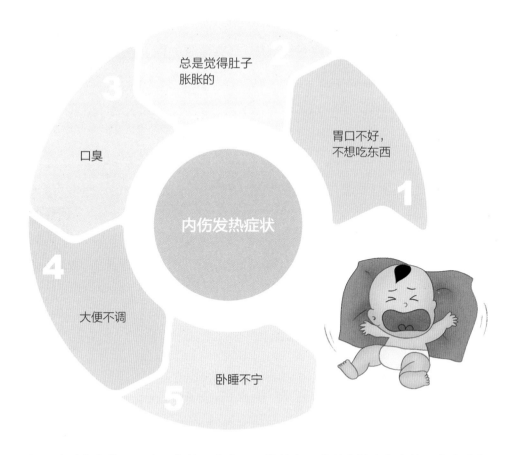

如果孩子在发热的同时还有着上述表现，就基本可以判定是内伤发热，多为脾虚积食发热。

捏脊，促进消化，缓解积食发热

捏脊，简单来说，就是用双手拇指指腹和食指中节靠拇指的侧面，在孩子背部皮肤表面循序捏拿捻动。在《肘后备急方·治卒腹痛方》中，就明确写道："黏取其脊骨皮深取痛引之，从龟尾至顶乃止。未愈更为之。"并认为有调整阴阳、通理经络、促进气血运行、改善脏腑功能等作用，适用于食欲不振、消化不良、腹泻、失眠及小儿疳积、感冒、发热等病症。

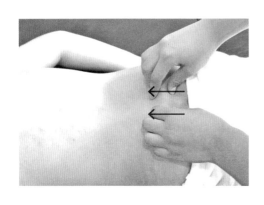

捏脊

【精准取穴】后背正中，整个脊柱，从大椎至长强成一条直线。

【操作方法】由下而上提捏孩子脊旁 1.5 寸处 3～5 遍，每捏 3 次向上提 1 次。

【适用症状】促进肠胃消化，调理因积食引起的发热。

不过，要提醒注意的是，对于 1 岁左右的患儿，为了减少对皮肤的刺激，采用抚摸的方式就够了。

摩腹，调理脾胃，化解积食发热

摩腹，就是按摩腹部。腹部在中医中有"五脏六腑之宫城，阴阳气血之发源"之称。摩腹法虽然作用于局部，但可以通过健脾助运达到培补元气的作用，有益于全身保健。在现代医学中，也认为适当地按摩腹部有利于胃肠及腹部肌肉的强健，可促进血液及淋巴液的循环，使胃肠蠕动加强，消化液分泌增多。

扫一扫，看视频

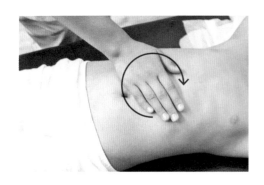

摩腹

【精准定位】宝宝腹部。

【推拿方法】家长以右手掌顺时针方向推拿孩子腹部 3 分钟。

【使用症状】健脾助运，调理肠胃积食引发的发热。

养好肺　孩子不咳嗽　不过敏

让孩子多吃点易于消化的食物

捏脊和摩腹，虽然对孩子脾虚积食引起的发热有较好的缓解效果，但是要想有效地防止因此而引起的发热，并避免累及到肺，致使孩子"营卫失调"，容易被外邪乘虚而入，引发更多的身体健康问题，妈妈们就应该在平时注重孩子的饮食。具体来说，要做到以下几点。

控制孩子的进食量，不要让孩子吃得过饱过多

现今物质丰富，不少家长在认知上存在一个误区：孩子能吃、吃得多，身体自然就好。话虽然这么说，但凡事有度，再加上孩子的消化道发育还不成熟，自制力又较弱，在有些时候就难免吃得过多、过饱，增加了脾胃的负担，致使食物未能完全消化，羁留在肠胃之中，积郁而化热了。因此，妈妈们在孩子进食时，一定要控制好进食量，不要让孩子吃得过多、过饱。

避免不易消化的食物，多食用流食或易消化的面食

倘若孩子的消化系统功能并不怎么好，除了上面所说的之外，妈妈们还要认清一个现实，那就是孩子的消化系统还处在生长发育的过程，功能并不怎么健全。因而对孩子的饮食，就要做好选择，尽可能地避免食用一些不易消化以及可能引起消化不良的食物，多选择易于消化及可以帮助消化的食物。

不利于消化的食物

精制的糖类、面包、蛋糕、碳酸饮料、薯片、红肉、豆类等。

易消化的食物

流食和易消化的面食。

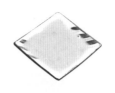

帮助消化的食物

山楂、大麦及大麦芽。

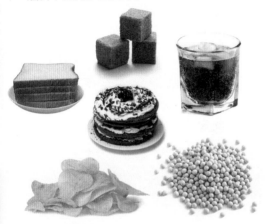

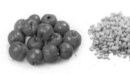

养肺护肺这样做，
孩子发热概率低

为孩子选择棉麻、样式宽松的服饰

"爱美之心人皆有之"，年轻的妈妈们总是喜欢把孩子打扮得漂漂亮亮。在这儿要提醒注意的是，无论妈妈们如何去打扮自己的孩子，在服饰上仍然要有所注意，否则，就可能会因为漂亮、美丽，在无意识间伤及到孩子的肺，从而影响到孩子的身体健康。

中医在说到肺的时候，认为其"在体合皮，其华在毛"。什么意思？用今天的话来说，就是肺通过肺气宣发卫气于体表，让肌肤具有抵御外邪的作用；肌肤则通过宣散肺气来调节呼吸。而孩子所穿的衣服，与肌肤的接触最为亲密，直接影响到肌肤的健康，会间接对肺带来影响。

例如，当天气热的时候，孩子为了排泄体内多余的热量，多通过肌肤的毛孔散发

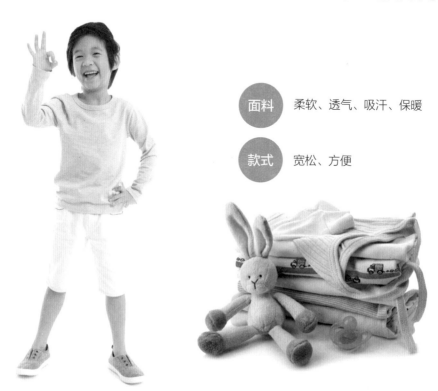

| 面料 | 柔软、透气、吸汗、保暖 |

| 款式 | 宽松、方便 |

出来，或者是以汗液的形式排出去。倘若孩子所穿的衣服透气性能不好，或者过于窄小，就难以将散出体外的热量挥发出去，如汗水停留在肌肤的表层难以挥发，会变得潮潮的，毛孔也被堵塞了。如此一来，就阻止了孩子体内多余热量的散发，淤积于体内，体温也就自然而然地升高，到了一定的程度，就出现了发热症状。不仅如此，如果孩子的衣物甲醛含量超高，有刺激性和异味，对于孩子身体健康所带来的伤害更大，还极有可能引发过敏反应。

以上，就是妈妈们在为孩子选择衣服时所要考虑的。那么，如何给孩子挑选合适的衣物呢？一般来说，在面料的选择上，应考虑选用棉麻的；在款式上，则应该尽量选择较为宽大，且方便穿脱。

在辨别衣服面料时，除了看标签上的数据外，妈妈还可以采用摸和闻的方法。"摸"，即用手去摸面料，看看是不是柔软舒适；"闻"，就是用鼻子去闻气味，看看衣服是不是会有异味，如有刺激性的异味，为了孩子的健康，就应该选择放弃。

● 热不即减衣，外邪难侵袭

妈妈在看护孩子时，除上面所说的要注意衣物的面料和款式选择外，还有一点在日常生活中也应多加注意——在孩子玩耍，或者是天气突然变暖时，不要立刻给孩子脱减衣服。

作为妈妈，要知道孩子的自我调节能力较弱，当他们感到热的时候，为了散发体内的热量，肌肤的毛孔是打开的。他们的衣物，从某种程度上来说，是一道抵御外邪的防线。当孩子玩的发热之时，突然间脱减衣物，毛孔一时之间难以收缩，再加上抵抗力原本就比成年人要弱，失去了衣物的那道防御线后，外邪就会乘虚而入，钻入毛孔，侵袭机体，最终伤及到肺。

生活中，不少年轻妈妈们带孩子在户外玩耍，见到孩子玩得满头大汗，怕孩子热着了，便会给孩子脱衣服，而这一脱，往往就会引起发热、咳嗽，或者是感冒。

既然如此，当孩子玩得发汗，或者天气变暖时，妈妈应该怎样做呢？最好的办法，就是让孩子稍微歇一会儿，待身上的汗水干了之后，找一个避风的地方给孩子脱减衣服。

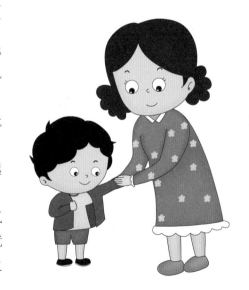

保持室内清洁卫生，让孩子自由轻松呼吸

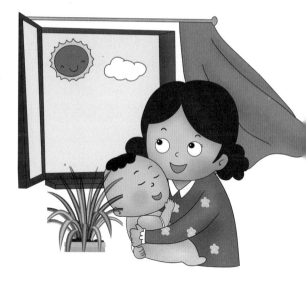

要想保护好孩子的肺，妈妈们就要注重室内的清洁卫生。因为，在一天之中，孩子大部分时间都在室内活动。如果不能保持室内的清洁卫生，空气中飘满了各种各样的病毒细菌以及其他致病的微粒，长期处在这种环境下，不要说孩子，恐怕成年人也容易生病。以下，就是妈妈们在日常生活中要做到的。

常常开窗通风，保持室内空气的自然流动

在天气好的时候，注意开窗通风。不过，选择开窗通风的时间，最好在9：00～11：00或14：00～16：00这两个时间段。因为此时气温已经升高，沉积在大气底层的有害气体已经散去。

清除室内家具的灰尘，保持室内的卫生

具体来说，就是拖地，清除每天从外面带回来的灰尘；清理空调、风扇、电视机、计算机和其他家具的一些灰尘。主要注意的：一是不能有很多的灰尘，因为室内的灰尘太多，人一活动，就可能通过口鼻吸入到体内；二是不能有一些潮湿腐败的东西，这些东西容易发生霉变，影响到空气质量，同样会对孩子的肺带来伤害。

及时清理生活以及厨房垃圾

不要滞留垃圾，每天至少倒一次垃圾，特别是食用类的垃圾，要及时清理，因为它们不仅会滋生细菌，还会长很多小虫子。

摆放绿色植物，净化室内空气

很多绿色植物都能起到净化空气的作用，像平安树就能释放出一种清新的气体，不仅可以净化空气，还能让人心情愉悦；再如吊兰或者常春藤等一些常见的室内盆栽，都有很好地吸收室内二氧化碳并释放氧气的作用。

Q 孩子发热需要到医院就医吗？

孩子在出现发热症状的时候，是不是应该去医院，应该根据具体的情况而定。一般来说，孩子低度发热，体温＜ 38℃，精神状态较好时，可以留在家中观察，采用物理退热法；中度发热，体温在 38 ~ 38.9℃ 时，妈妈可先考虑给孩子服用退烧药，2 天后情况没有好转，就需要前往医院了；当孩子体温超过 39℃，应该立即带孩子前往医院检查，找出病因，判定疾病，对症治疗。

那么，孩子发热，到医院检查，究竟要检查什么？一般来说医生常建议检测血常规和 C 反应蛋白。

血常规检查

血常规检查是最基本的血液检验，即检验血液中 3 种不同功能的细胞——红细胞、白细胞、血小板。其中的许多项具体指标都是一些常用的敏感指标，是观察治疗效果、用药或停药、继续治疗或停止治疗、疾病复发或痊愈的常用指标。

如果孩子发热，做血常规检查的结果显示白细胞至少超过 15×10^9 / L，CRP 超过 30，就可能是细菌感染。

C 反应蛋白（CRP）

C 反应蛋白是机体受到微生物入侵或发生组织损伤等炎症性刺激时，肝细胞合成的急性相蛋白，在各种急性炎症、损伤等发作后数小时内会迅速升高，并有成倍增长之势；病变好转后又迅速降至正常。其升高幅度与感染的程度成正比，被认为是急性炎症时反应最主要、最敏感的指标之一。

根据 CRP 判断细菌感染与病毒感染

CRP 与白细胞总数、红细胞沉降率和多形核（中性）白细胞数量等具有相关性，尤其与白细胞总数存在正相关。可帮助判断感染类别，并用于细菌和病毒感染的鉴别诊断：细菌感染时，CRP 水平升高；而病毒感染时，CRP 不升高或轻度升高。所以，医生可以根据 CRP 结果有针对性地选择药物。

去医院途中的注意事项

不要给孩子捂得太厚，穿平常衣服即可；坐车最好通风，不要直吹；及时擦干排出的汗水。同时，可以用一些物理方法降温。

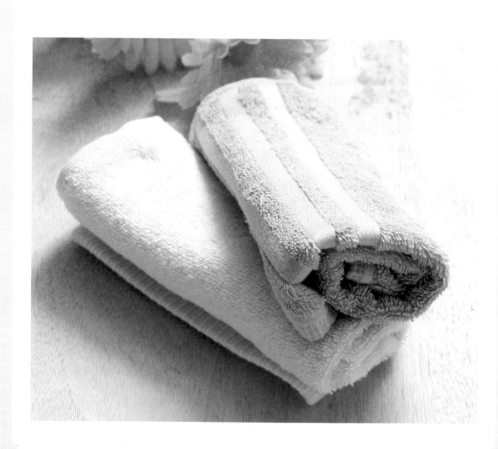

第2章

咳嗽多跟肺有关，
养好肺咳嗽就没了

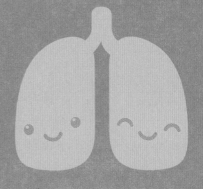

风寒咳嗽，
祛风散寒服用红糖姜枣汤

● 孩子咳嗽，要对症治疗

虽说孩子咳嗽是人体防御机能的一种本能反应，并不一定全是坏事，但是对每一位母亲来说，只要孩子出现咳嗽，就不免会跟着孩子的咳嗽声变得紧张起来，就如同条件反射一般，认为孩子生病了。

毫无疑问，生病了就需要治疗，既然孩子出现的是咳嗽症状，一些年轻的妈妈们，在看到孩子不停咳嗽的难受样子，多会选择给孩子服用一些治疗咳嗽类的药物，但结果呢？极有可能像下面这位孩子一样。

> 在秋冬交换之际，一位母亲发现自己 4 岁的孩子不停咳嗽。刚开始母亲以为是孩子喉咙里有痰，便拍着孩子背部，问孩子是不是嗓子眼里有痰，告诉孩子吐出来就好了。孩子吐了半天也没有吐出来。于是，母亲就让孩子多喝点水。就在当天下午，孩子老是用手揉鼻子，到了最后，流淌出清鼻涕，当然咳嗽变得更为厉害了。母亲见状，便给孩子服用小儿清热止咳口服液，此药是前段时间孩子咳嗽时医生给开的。但，她没想到的是，孩子服用后咳嗽并不见好，反而更严重了。

为什么会出现这种情形呢？原因很简单，那就是引起孩子咳嗽的原因有很多，治疗的原则与方法也不尽相同，这位妈妈在孩子出现咳嗽时，没有辨别是属于哪种咳嗽，而盲目用药。试想，这样又怎能有效果呢？

● 风寒咳嗽的主要特征

孩子咳嗽，最常见的有 5 种，分别为风寒咳嗽、风热咳嗽、积食性咳嗽、支气管炎咳嗽和过敏性咳嗽，而风寒咳嗽最为常见。风寒咳嗽多发生秋冬之际，此时，外界淫邪之中风、寒较盛，其主要症状如下：

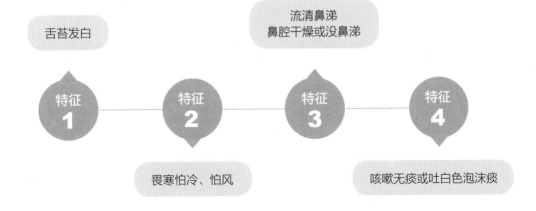

舌苔发白

流清鼻涕
鼻腔干燥或没鼻涕

特征
1

特征
2

特征
3

特征
4

畏寒怕冷、怕风

咳嗽无痰或吐白色泡沫痰

● 治疗风寒咳嗽就要祛风散寒

中医认为，风寒咳嗽，是受到风寒袭击，肺气失宣所致。因而，治疗这种咳嗽要遵循的原则：疏散风寒，宣肺止咳。即把侵入孩子体内的寒气驱逐出去，调整、恢复肺气宣发的正常功能。

● 祛风散寒推荐使用姜枣红糖汤

孩子出现咳嗽，如果属于风寒咳嗽，服用姜枣红糖汤，就有较好的祛风散寒、缓解咳嗽功效。

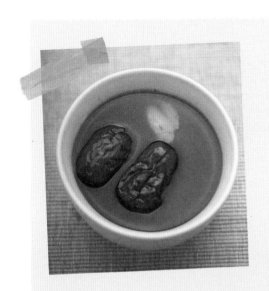

姜枣红糖汤

┤ 祛风散寒，适宜于小儿风寒咳嗽 ├

食材： 红糖 30 克，生姜 15 克，大红枣 30 克。

做法： 将生姜和红枣洗干净，加红糖，放入 3 碗水熬煮至只剩一半的量。

用法用量： 顿服，出汗即可。

在现实生活中，有不少妈妈就是用此方来治疗孩子因风寒引起的咳嗽，其疗效也屡屡得以验证。在 2013 年 4 月 2 日《家庭保健报》的第 5 版"验方集锦"中，就报道了一位袁女士用姜枣红糖水治小儿咳嗽的事。在文中，袁女士说，她的孩子特别容易咳嗽，只要天气一出现冷热变化，就会咳嗽不断，然后就得吃药、输液，但是没有多大的好转。后来，有人告诉她生姜红枣汤可以治小孩咳嗽，她就试着让孩子服用。没想到，试着服用几次后，孩子的咳嗽有了明显好转，再接着服用几次，就好了。

姜枣红糖汤，为什么会有如此神奇的功效呢？从其成分中，就可见一斑。姜，能助阳，有温肺暖胃、驱风散寒之功效；大枣，气味甘平，具有润心肺、补五脏，治虚损的作用；红糖，性温，能和脾暖肝。

这不正合治疗风寒咳嗽所要遵循的"疏散风寒，宣肺止咳"原则，又怎能不会将侵入孩子身体，引起咳嗽的风寒之邪驱逐出去呢？

● 服用姜糖红枣汤时的注意事项

姜枣红糖汤虽好，但在这儿，要提醒注意的是，如果孩子咳嗽时伴有发热症状，又服用了退烧药，就不可让孩子服用了。因为大枣中含糖量较高，服用退热药物同时食用含糖量高的食物容易形成不溶性的复合体，不利于人体的吸收，会大大降低退烧药的药效。

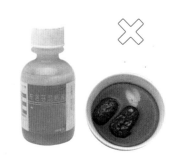

退烧药 + 姜糖红枣汤

可能是因为过于关心孩子的健康，希望孩子身体能更快一点好起来。现实生活中，不少妈妈虽然具有一定的健康医学常识，但是，一旦孩子真的身体出现了不适，生病了，所知道的那些常识在一瞬间却忘得一干二净，以至于常常会做出一些不怎么理智的事。如孩子出现风寒咳嗽时，既给孩子服用止咳退烧药，又给孩子服姜糖红枣汤。不仅仅如此，有的妈妈还可能会加重药的用量，甚至是次数。

其实，像这样做，不但不能减轻孩子的病症，反而会带来更为严重的伤害。因为治病，服用药物并不是"1+1 > 2"那么简单，不同的药物其成分及作用不同，功能可能会相互抵消，甚至可能会带来其他不利的影响；还有就是，"是药三分毒"，过多的服用，只会在孩子体内沉积更多的毒素。

由此，在这儿要提醒各位妈妈，当孩子出现身体不适，最要紧的是冷静，即便是要服用药物，也要遵从医嘱，适量、适证。

● 热水袋敷背法，效果也不错

除饮用红糖姜枣汤，还有一个较为安全、绿色的缓解孩子风寒咳嗽的方法，即热水袋敷背法。就是取一个大的热水袋，在里面装入 60 ~ 70℃的热水，然后裹上热毛巾来敷孩子的背部。

1 ▶ 将水烧沸，待温度降至 60~70℃

2 ▶ 让孩子平躺在床上，盖上被子

3 ▶ 取事先准备好的热水袋，灌入热水。然后，用毛巾包好热水袋

4 ▶ 掀开被子，将热水袋放在孩子的背部，然后盖上被子

热水袋敷背，之所以能对孩子风寒咳嗽有效，是因为在中医中有"背为阳，心肺主之"的说法，而使用暖水袋敷背，有疏通背部经络、提升阳气的作用，可促进呼吸系统的血液循环，加快人体新陈代谢，驱散侵入肺部的寒气，从而达到驱寒止咳的目的。

在使用此方法缓解孩子的咳嗽时，妈妈要注意以下几点。

1 ▶ 适宜于天气较为寒冷时使用

2 ▶ 所选择的时间，最好是晚上，孩子要睡觉的时候

3 ▶ 注意热水袋的温度，在裹上毛巾后，妈妈应放在额头，看看是不是发烫

4 ▶ 使用的时间不宜过长，一般来说 30 分钟左右最为适宜

5 ▶ 为了能达到更好的效果，应适当地帮助孩子调整热水袋的位置

风热咳嗽，
疏风清热宜饮贝母粳米粥

风热咳嗽要疏风清热

除风寒咳嗽外，孩子的咳嗽就多属风热咳嗽。顾名思义，孩子出现风热咳嗽，多属外感风邪夹杂热毒所致。也就是说孩子在春夏之际，外界风热之邪旺盛之时的咳嗽，多为风热咳嗽。而治疗风热咳嗽，中医上认为，其要旨在于"疏风清热，化痰止咳"。

风热、风寒咳嗽的辨别

那么，妈妈怎么去辨别孩子的咳嗽是风寒、还是风热呢？

其实，方法极为简单，那就是看痰和鼻涕。

风热咳嗽	风寒咳嗽
舌尖、口唇很红 有口臭，眼屎多 流黄脓鼻涕，吐黄脓痰	舌苔发白，怕冷、畏寒、怕风， 流清鼻涕，鼻腔干燥，没有鼻涕， 咳嗽无痰或吐白色泡沫痰

孩子咳嗽时，妈妈不妨仔细辨认一下，就知道是属于风寒还是风热咳嗽了。

贝母粳米粥可调理孩子风热咳嗽

孩子风热咳嗽时，妈妈也可以选择药膳来调养孩子。在众多的药膳中，贝母粳米粥就极其适宜孩子在风热咳嗽时食用。

贝母，是治疗咳嗽最为常见的药材，不仅中医认为它对治热痰咳嗽、外感咳嗽、阴虚咳嗽、痰少咽燥、咯痰黄稠等效果良好，现代药理研究中也证明，其有止咳、降压、升高血糖等作用。我们熟知的治咳嗽的中成药，秋梨膏、川贝枇杷露等，主要的成分就是贝母。

　　而粳米，将其煮成粥后，具有补脾，和胃，清肺的功效。

　　不过，要提醒注意的是，市场上的贝母分为川贝母、浙贝母和土贝母3大类。如果给孩子食用，最好选川贝母或浙贝母。

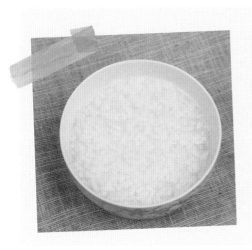

贝母粳米粥

〔 清热止咳，适用于风热咳嗽 〕

食材： 贝母粉10克，北粳米50克，冰糖适量。

做法： 用北粳米、冰糖煮粥，待米开花汤未稠时，调入贝母粉，改文火再煮2分钟左右即可。

● 其他适宜孩子风热感冒的食疗方

　　除贝母粥外，具有"疏风清热，化痰止咳"功效的药膳还有不少，如梨丝拌萝卜、百合银耳粥等，在孩子出现风热咳嗽时，妈妈可以选择让孩子食用。

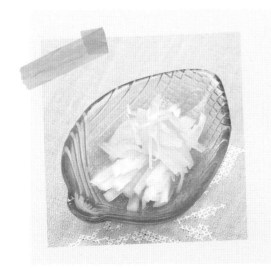

梨丝拌萝卜

〔 化痰止咳，润肺生津 〕

食材： 白萝卜50克，梨35克，盐、白糖各少许。

做法： 白萝卜洗净，去皮，切成丝，沸水焯2分钟；梨洗净，去皮、去核，切丝，与白萝卜丝一起加少许白糖、盐拌匀。

适合年龄： 适宜于1岁以上的孩子食用。

一敷二食三护理，搞定难缠百日咳

孩子持续咳嗽不一定就是百日咳

一旦孩子出现咳嗽，接连几天没好转，有些妈妈就不免怀疑：孩子是不是得了百日咳，并由此而忧心忡忡，坐立不安。其实，咳嗽持续时间长，并不一定就是百日咳。妈妈们变得如此紧张，多是因为对这一疾病缺乏了解，加上过于关心孩子的健康所致。

那么，百日咳究竟是怎样的一种疾病呢？其实，百日咳，是一种儿童呼吸系统的传染性疾病，在中医上叫"顿咳"，多为小儿素体不足，内蕴伏痰，风邪从口鼻而入，侵袭于肺所导致。在现代医学中，认为百日咳是由百日咳杆菌引起的急性呼吸道传染病。

百日咳 > 易感染，潜伏期长，病程持续时间长
主要病症

数、听，两招快速辨别百日咳

孩子出现咳嗽，如何去辨别是不是百日咳呢？这儿有一个较为简单的方法，就是数、听。

数

即数孩子连续咳嗽的次数。孩子在患有百日咳时，咳嗽多呈阵发性、成串、紧接不断的特点，大多数连续咳嗽在 10 声以上

听

即听听孩子在咳嗽时候，嗓子里是不是有类似鸡鸣样回声

不过，在这儿要提醒妈妈们注意的是，因为百日咳的潜伏期长，且发病初期的症状跟外感咳嗽极其相似，要到 3 ~ 5 天后，外感症状才会逐渐消失，以咳嗽为主的症状特点才会显现出来。所以，当孩子出现咳嗽，持续 3 天以上不见好转，妈妈就应该数一数孩子在连续咳嗽时的次数，以及听一听咳嗽时的回声了。如符合上面说的，孩子就极有可能染上了百日咳。

如果妈妈心中仍有疑惑，最好前往医院寻求专业人士帮助。

● 治疗百日咳可用大蒜敷脚心

孩子不幸患上了百日咳，是不是一定要吃药打针？其实不然，如果孩子的症状不太严重，可以采用大蒜敷脚心，即敷在涌泉穴的方式来缓解。

大蒜敷涌泉穴

【精准取穴】足底部，蜷足时足前部凹陷处，约当足底第 2、第 3 跖趾缝纹头端与足跟连线的前 1/3 与后 2/3 交点上。

【操作方法】

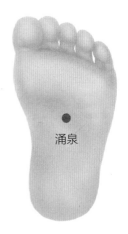

涌泉

1 ▶ 适量大蒜，剥去蒜皮，将其捣烂备用

2 ▶ 洗净患儿双脚，并在脚底抹上凡士林

3 ▶ 将蒜泥敷在患儿脚底涌泉穴处，外用纱布固定

在每晚临睡前，妈妈可以在孩子的脚底心处敷上蒜泥，到第二天早上除去，接连敷上 3 ~ 5 日。当孩子脚底敷蒜部位出现水泡后，孩子的咳嗽症状也会得到缓解，这时就可以停止敷贴。

● 适用于百日咳的日常食疗调养方

孩子患有百日咳，除可以用大蒜敷贴脚心的方法外，还应当注重饮食的调养，让孩子多食用一些具有滋阴润肺、祛除风邪的食物。下面就推荐几道对小儿百日咳疗效不错的食疗方。

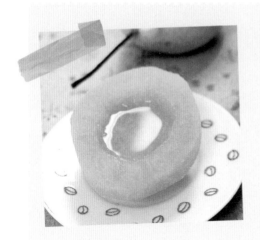

川贝母蒸梨

食材： 川贝母3克，梨1个。

做法： 梨洗净，去皮、去核，将川贝母研粉放入梨中，再将梨放入锅中蒸熟。

用法用量： 去川贝母，吃梨，每日1次。

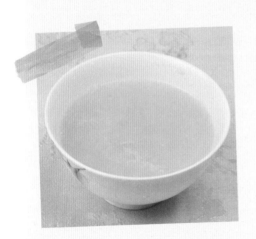

冰糖鸭蛋羹

食材： 冰糖50克，鸭蛋2个。

做法： 冰糖用适量热水煮化，待凉凉后将鸭蛋打入冰糖水中，调匀，然后放入锅中蒸熟。

用法用量： 每日1次。

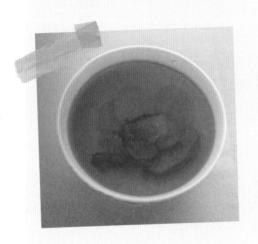

红枣胡萝卜茶

食材： 红枣15克，胡萝卜150克，白糖适量。

做法： 红枣洗净，胡萝卜洗净切块，二者一起放入锅中，加适量水煎煮，去渣取汁，然后放入白糖。

用法用量： 代茶饮用，每日1次，连续10～15日。

● 科学护理，防治两不误

对于不幸患上百日咳的孩子来说，妈妈就应更为注重日常的护理，避免让孩子娇嫩的肺脏受到进一步的伤害。

开窗通风，让孩子多呼吸新鲜空气

一些妈妈们在看到孩子咳嗽后，就会紧关门窗，让孩子待在家里，不让孩子出去。其实，这种做法并不正确。染上百日咳的孩子，咳嗽剧烈频繁，肺部交换的气体需求量更多。倘若门窗紧闭，空气得不到流通，就容易造成供氧不足，体内一氧化碳潴留，影响孩子生理功能的正常发挥。

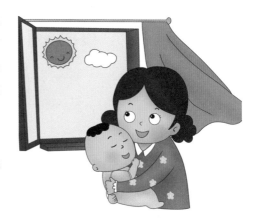

天气好，带孩子出去遛遛弯

还有不少妈妈认为，孩子染上了百日咳，活动会让咳嗽加重。其实，百日咳的咳嗽是阵发性的。如果天气好的话，妈妈可以带孩子出去走走，哪怕是到楼下的空地上遛遛弯儿也行。

因为孩子从房间内走出来，不仅呼吸到的空气较室内要新鲜，心情也会变得舒畅很多，更为重要的是，适度的运动有调节气血，增强机体免疫力的作用。

不过在这儿要提醒注意的是，由于孩子患有百日咳，运动在时间上不宜过长。另外，当孩子出现阵发性咳嗽时，应停下来，予以缓解。

给孩子穿衣服做"加减法"

小孩子体质热，需要及时增减衣服。孩子染上百日咳，一些妈妈就认为跟受寒脱不了干系，其实，这里值得提醒妈妈们注意的是，穿太多也会引起肺热咳嗽。所以，无论是在室内还是室外，一定要注意孩子穿衣服的厚薄，一般来说，与爸爸妈妈的衣服一样多就可以。

反复咳嗽，
多食用健脾补肺的怀山药

● 咳嗽病在肺，根在脾胃

有一位女士，她有一个5岁左右的女儿。这个小女孩经常咳嗽。每当孩子咳嗽时，这位女士便会带她去看医生，要求医生开药，并按照医嘱对孩子进行护理。虽说孩子吃了药后，症状很快就得到了缓解，几天后症状就会全消。但是，稍不注意，孩子又会咳嗽，并且是一次比一次容易复发，一次比一次严重。

发生在这位女士女儿身上的事，几乎每天都在一些孩子身上重复。

为什么会这样呢？

其实，咳嗽的病虽然是在肺上，而根在脾胃。中医上认为，咳嗽为"外邪侵犯肺卫，肺气不宣不降而上逆"。说的更为简单一些，就是人体的卫气不足，或者是相对较虚弱时，外邪乘虚而入，侵袭肺脏，导致原本下行的肺气上冲所致。而卫气，是由脾胃运化的水谷精微所化生的。用现在的话来说，就是孩子的消化系统出了问题，不能正常地吸收营养物质，从而导致呼吸系统的免疫力低下，容易被外部致病微生物入侵。

● 补肺健脾，才能做到标本兼治

孩子咳嗽，是因为自身的免疫力不足以抵抗外邪所致。使用药物止咳，是在借助外力驱逐外邪。当药物的药力渐渐失去，不能够与外邪相抗衡时，外邪便又占了上风，咳嗽也就自然而然地继续了。打一个比方，这就像是一个原本只能举起10公斤东西的人，现在要去举15公斤，他当然无法举起，便找来人帮忙，帮忙的人走了，他还不是一样无法举起那15公斤的东西吗？

人体的脏腑之间是相互影响的。当孩子的肺受到外邪侵袭，受到了伤害，便会累及到其他的脏腑，其中受到牵连最大的就是脾。也就是因为如此，小孩出现咳嗽症状时，大多会变得食欲不振，不怎么喜欢吃东西。如此一来，所摄取的营养物质就更少，呼吸系统的抵御力也就因此而变得更弱，更容易被细菌或病毒所侵袭。

脾胃不佳 ＞ 食欲不好 消化不良 ＞ 营养不足 抵抗力弱 ＞ 易感病毒 生病咳嗽 ＞ 缺乏食欲 影响肠胃

由此可见，孩子出现咳嗽，尤其是反复咳嗽时，要想让孩子真正地远离因此而带来的痛苦，不仅仅要补肺，还要健脾。为什么这么说呢？单纯地只是从如何养护肺着手，就如同一家经营不善的企业，只想着如何从内部压缩成本，而不去开展能够带来新利润的业务一样，其生存与发展的问题，最终还是难以解决的。

● 孩子健脾补肺，首选怀山药

导致孩子反复性咳嗽的根本性问题找到了。那么，怎样做才能达到强健孩子脾胃功能的目的呢？在中医中讲究"药食同源"，让孩子多吃一些具有健脾补肺的食品，可以说是最为安全、简单，也是最容易操作的方法。在众多的食品中，首选的就是怀山药。

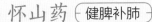
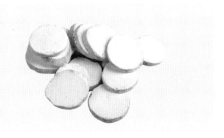

怀山药（健脾补肺）

【**性味**】平，甘。

【**归经**】入脾，肺，肾经。

一直以来，山药就是被人们推崇备至的滋补圣品，对于它滋补的功效，不少中医典籍上都有明确的记载，认为它可"主伤中补虚，除寒热邪气，补中益气，长肌肉，久服耳目聪明"。在一些滋补类的药膳或中药方剂中，也常常能看到它的影子，如六味地黄丸、枸菊地黄丸中就有山药。

我国清末民初的医学大家张锡纯，更是对山药推崇备至，并指出："色白入肺，味甘归脾，液浓益肾，能滋润血脉，固涩气化，宁嗽定喘，强志育神。"并留下了许多以山药为主，以食代药的良方。

● 适宜孩子健脾补肺的食疗方推荐

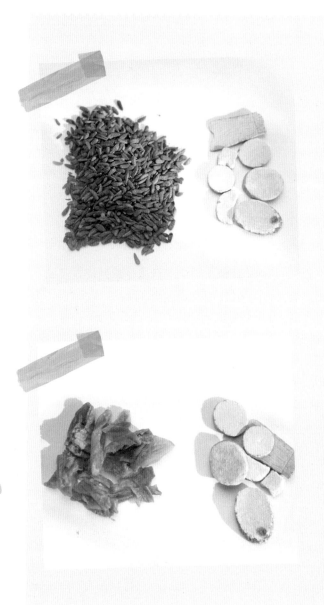

怀山药 + 牛蒡子

（ 健脾补肺，清除残咳 ）

食材： 怀山药 30 克，牛蒡子 3 克。

做法： 怀山药与牛蒡子加水熬煮 30 分钟。

用法用量： 作饮料饮用，每天 1 剂，3 天即可。

备注： 咳嗽严重的，可以用 6 克牛蒡子。

怀山药 + 炒鸡内金

（ 健脾补肺，固本培元 ）

食材： 怀山药 30 克，炒鸡内金 3 克。

做法： 怀山药与炒鸡内金加水共同熬煮。

用法用量： 作饮料饮用 3 天左右。

备注： 舌苔比较厚的，鸡内金可以用到 6 克。

这两道方子，均出自张锡纯之手，是早已经被验证的良方。孩子出现咳嗽，不妨一试。如果孩子不喜欢牛蒡子或者是炒鸡内金的味道，也没有关系，可以除掉其中的牛蒡子或者是炒鸡内金，单独使用怀山药熬水也有同样的效果。想要孩子喜欢喝，还可以加一点冰糖。

生山药片更适宜孩子进补

在使用怀山药为孩子调理脾肺，在选择山药时，最好选用生山药片。

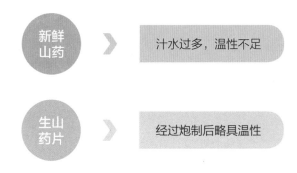

虽说怀山药无论是新鲜的，还是经过炮制的，都是极佳的滋补佳品，但是，生山药片在经过炮制加工后，在药性上具有了一定温性。中医中寒、热、温、凉四性的药物中，温性药物能通络，更利于进补。

其他注意事项

虽说怀山药是不可多得的健脾消食的养生食品，但是在选择用怀山药来给孩子进补，仍然要有所注意。

首先，如果孩子出现便秘症状，就不适宜过多食用。因为怀山药含有大量的淀粉，会使便秘症状加重。

其次，因为山药具有收敛作用，所以当孩子患感冒时，也应尽量少食用。

再者，要适量，不可无限制长期食用。一般来说，如果要服用的话，控制在每天30克左右较为适宜。

补肺经、推膻中，
不打针、不吃药的止咳法

　　"人体自有大药田"，这药田就是人身上的穴位，当孩子出现咳嗽症状时，家长如能根据孩子咳嗽时伴随的症状，选择相对应的穴位，采取相应的手法，予以调治，便能很好地帮助孩子缓解咳嗽的症状。

扫一扫，看视频

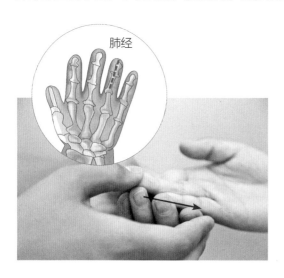

肺经

补肺经

补益肺气，化痰止咳

【精准取穴】无名指掌面指尖到指根成一直线。

【操作方法】用拇指指腹从孩子无名指尖向指根方向直推肺经 100 次。

【适用症状】感冒、发热、咳嗽、气喘等。

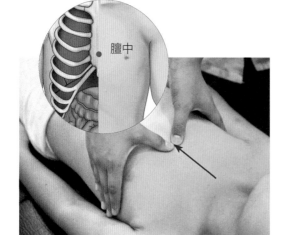

膻中

推膻中

改善咳嗽、打嗝，止呕

【精准取穴】前正中线上，两乳头连线的中点处。

【操作方法】用拇指桡侧缘或食中二指指腹自孩子天突（在颈部，当前正中线上，胸骨上窝中央）向下直推至膻中 100 次。

【适用症状】咳嗽、气喘、呕吐、打嗝等。

养好肺　孩子不咳嗽　不过敏

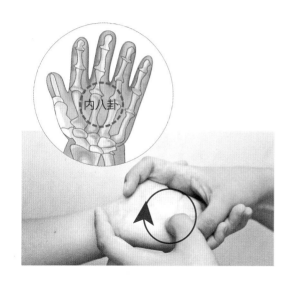

运内八卦

〔 消除咳嗽、痰多 〕

【**精准取穴**】手掌面，以掌心（内劳宫穴）为圆心，以圆心至中指根横纹内 2/3 和外 1/3 交界点为半径画一圆，内八卦即在此圆上。

【**操作方法**】用拇指指端顺时针方向运孩子内八卦 100 ～ 200 次。

【**适用症状**】咳嗽、痰多等。

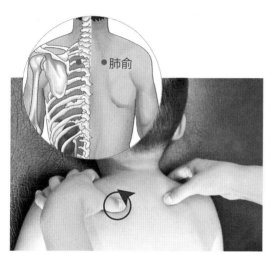

按揉肺俞

〔 缓解咳嗽，通鼻塞 〕

【**精准取穴**】第 3 胸椎棘突下，旁开1.5 寸，左右各一穴。

【**操作方法**】用拇指指腹按揉孩子肺俞 100 次。

【**适用症状**】咳嗽、气喘、鼻塞等。

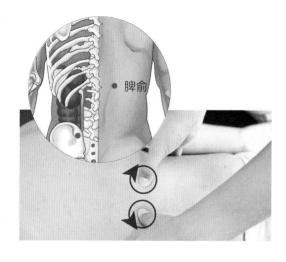

按揉脾俞

〔 健脾和胃，消食助运 〕

【**精准取穴**】第 11 胸椎棘突下，旁开 1.5 寸，左右各一穴。

【**操作方法**】用拇指指腹按揉孩子脾俞 30 次。

【**适用症状**】腹胀、腹痛、呕吐，以及积食引起的咳嗽。

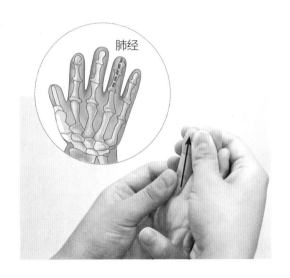

清肺经

〔 宣肺清热，疏风解表，化痰止咳 〕

【精准取穴】无名指掌面指尖到指根成一直线。

【操作方法】用拇指指腹从无名指根部向指尖方向直推肺经50～100次。

【适用症状】风热引起的感冒、发热、咳嗽等。

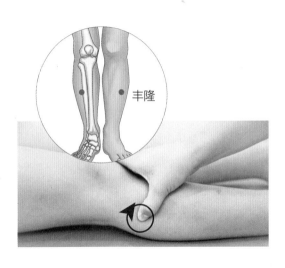

按揉丰隆

〔 和胃消胀，化痰除湿 〕

【精准取穴】外踝上8寸，胫骨前嵴外1寸，左右各一穴。

【操作方法】用拇指指腹按揉孩子丰隆50次。

【适用症状】咳嗽、痰多、气喘、腹胀等。

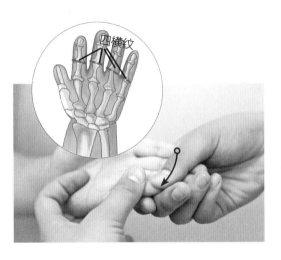

掐揉四横纹

〔 化积消疳，退热除烦，止咳化痰 〕

【精准取穴】掌面食、中、无名、小指近端关节横纹处。

【操作方法】用拇指指甲掐揉孩子四横纹5次。

【适用症状】痰湿困扰引起的咳嗽、痰多等。

养好肺 孩子不咳嗽 不过敏

哪些药可以治疗孩子咳嗽，
有什么要注意的吗？

中成药中的糖浆是孩子止咳的佳选

在孩子咳嗽的时候，是可以根据孩子的具体症状选择服用止咳药的。不过，要提醒注意的是，尽量选择中成药，因为西药虽直接对症、见效快，但多需要联合其他药物综合治疗。中成药虽见效不如西药迅速，治疗周期也比较长，但能从病源下手，根除疾病。在选择中成药时，建议选择的止咳类药剂就是糖浆剂。

因为，糖浆剂不仅服用方便、口味甘甜、药物吸收好，对胃肠刺激小，而且一般都比较黏稠，服用后易附着在咽喉部位，停留的时间较长，能削弱致病因子对黏膜的刺激作用，从而快速缓解咳嗽症状。

名称	药物组成	适用病症
川贝枇杷糖浆	川贝母流浸膏、桔梗、枇杷叶、薄荷脑	风热犯肺、痰热内阻所致的咳嗽痰黄或咳痰不爽，咽喉肿痛，胸闷胀痛
鲜竹沥	鲜竹沥、薄荷油、鱼腥草、生半夏、柴胡、连翘、鲜生姜、枇杷叶和桔梗等中药	痰热咳嗽、痰黄黏稠，去痰效果好，尤其适用于宝宝
川贝枇杷膏	川贝母、桔梗、杏仁、枇杷叶等中药	伤风感冒、支气管炎、肺炎以及肋膜炎引起的咳嗽
半夏糖浆	生半夏、陈皮、枇杷叶、甘草、桔梗、远志、薄荷油	各种急、慢性支气管炎，肺炎引起的痰多咳嗽、痰液黏稠等症

止咳糖浆应该怎么服用

1. 在使用止咳糖浆时，应先查清咳嗽、咳痰的原因，然后再有针对性的选服。

2. 遵从医嘱，严格按照说明书服用。

3. 因为止咳糖浆中含糖量往往在 75% 以上，而糖可促进消化液分泌，使胃饱胀而影响食欲。所以，不宜在饭前服用。

其他注意事项

除了上面所说的之外，在给孩子服用糖浆止咳的时候，还应该注意以下两点。

尽量少饮水

因为大量喝水，会冲掉黏附在咽喉、气管部位的止咳药物保护层，大大降低止咳效果。因此，有些医生会建议患儿喝糖浆后 5 分钟内别喝水，以保证疗效。当然，如果觉得黏稠的糖浆太刺激，也可以让孩子适当喝一些水。

避免当水喝

有些妈妈在孩子咳嗽的时候，就会让孩子喝上一口，以缓解症状。其实，这是一种错误的做法。

一是经常打开瓶盖容易将细菌粘在瓶口而使糖浆污染变质。

二是不能准确控制口服的药量，要么达不到药效，要么服用过量，增加不良反应。

三是止咳糖浆若服用过多，会出现头晕等不适感。

这就是长期服用，将止咳糖浆当水喝所带来的负面影响。

另外，在这儿要提醒注意的是，因为糖浆剂中含糖量较高，最高的可达到 85%，所以在选用止咳糖浆为孩子止咳时，应权衡利弊，做到谨慎使用。

第3章

感冒多因肺气虚，
肺养好了就能少感冒

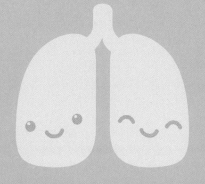

治疗风寒感冒，
香糖米汤与芫荽黄豆汤可二选一

● 风寒感冒，孩子在天气转凉时最易患的疾病

一般来说，孩子感冒多由外感所致，其中风寒感冒最为多见。所以在天气转凉时，如初春、深秋或冬季，孩子染上的感冒就多为风寒感冒。

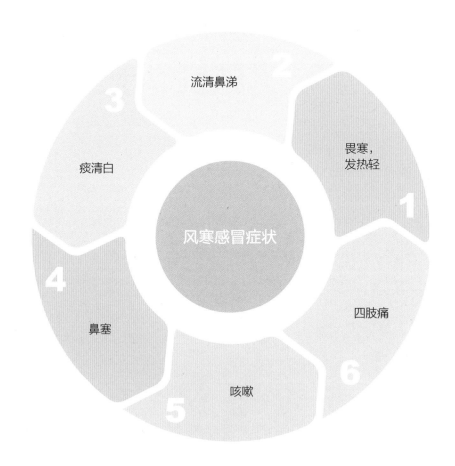

以上就是风寒感冒的主要症状，当孩子出现感冒时，妈妈一定要仔细观察，辨别清楚，才能做到对症治疗，进而缓解因此而带来的痛楚。

千万别把孩子感冒看成是小病

或许是因为感冒是一种常见的疾病，成年人也经常性患感冒，且多数过段时间就可自愈。所以一些妈妈便有了一种不正确的认知，觉得感冒是小病，以至于孩子染上感冒，并未多加注意，未能得到及时的治疗，小病拖成了大病，引起一系列的并发症，如支气管炎、中耳炎、肺炎等。以下的事例，就值得那些粗心大意的家长们警醒。

> 有一个4岁的小男孩，得了感冒，测试体温为38℃，有明显的风寒感冒症状：畏寒怕冷，轻度发热，鼻塞并流清涕。妈妈要带孩子去医院，而爸爸却认为是小病，吃药对孩子不好，多喝点水，用不了几天就好了。没有想到的是，孩子的症状变得越来越严重，爸爸妈妈才火急火燎地把孩子送到医院，经确诊为小儿肺炎。

不是感冒药就能治所有的感冒

关于这一点，也值得妈妈们注意和警醒。

首先，来说说孩子为什么不能服用成人感冒药。

孩子感冒时，一些妈妈会让孩子服用成人感冒药，并认为只要剂量减半就不会有什么问题。这绝对是错误的。因为孩子的脏腑生理功能并不成熟，肝脏对药物的解毒能力、肾脏对药物的清除能力不如成人，药物中的毒素部分容易遗留在体内；不仅如此，由于孩子大脑的血脑屏障功能也没发育完全，一些药物也会对大脑带来伤害。

再说说，为什么不是任何感冒药都行。

中医有句话叫作"对症治疗"，不同的感冒药因所适用的症状不同，其药物组成成分也不同。如果不能对症用药，不但达不到治病的目的，还会导致原有病症增重，甚至可能引起并发症。现实中，有些孩子患有感冒，虽服用了感冒药，病情却不见好转，反而加重，在很大的程度上，就是因为如此。

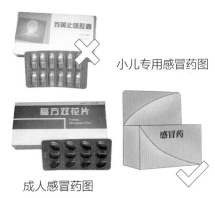

小儿专用感冒药图

成人感冒药图

风寒感冒就要祛风散寒

导致孩子风寒感冒的主要因素，是风邪与寒毒。中医上认为，在治疗风寒感冒时应遵循"祛风散寒"的原则。那么，怎么祛风散寒呢？对感冒症状不怎么严重，且精神状态较好的患儿来说，并不一定就要服用药物，可选择在家中观察治疗，食用一些具有祛风散寒的食疗方来调养，就有着很好的缓解作用。在众多的食疗方中，香糖米汤与芫荽黄豆汤，就极为适宜风寒感冒的孩子服用。

芫荽，也就是香菜，其性温，味辛，具有发汗透疹、消食下气、醒脾和中之功效，用来做汤有发汗、清热、透疹的功能。红糖，一直以来就是补虚、润腑的良品。将两者搭配在一起给孩子饮用，能很好地缓解孩子的风寒感冒症状。

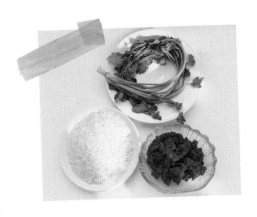

香糖米汤

（ 疏风驱寒，主治小儿风寒感冒 ）

食材： 红糖15克、芫荽（香菜）30克、米汤半碗。

做法： 米汤先煮沸，放入切好的芫荽、红糖，不断搅拌，直至红糖全部溶解。

用法用量： 口服饮用。

芫荽除了跟红糖搭配外，还可以跟黄豆在一起做成下面的芫荽黄豆汤，对染上风寒感冒的孩子同样有较好的调理作用。

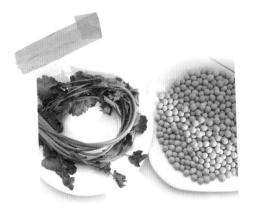

芫荽黄豆汤

（ 扶正祛邪，可治疗风寒感冒 ）

食材： 芫荽（香菜）30克，黄豆10克，食盐少许。

做法： 芫荽与黄豆洗净。先将黄豆放入锅内，加水适量，煎煮15分钟后，再加入芫荽同煮15分钟。

用法用量： 去渣喝汤，一次或分次服完，可加入少量食盐调味，每天1剂。

以上的两道食疗方，都以芫荽，也就是香菜为主要食材，是不可多得的调理孩子风寒感冒的良方，如果孩子在秋冬之际患上风寒感冒，不严重的话，可以选择其中一道让孩子服用。

● 该去医院求医，千万不要犹豫

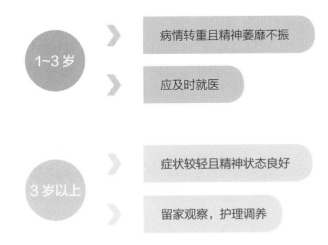

食疗，虽对风寒感冒的调理效果不错，较为适用于孩子，但从某种程度上来说，所起的是辅助治疗的作用，即在症状不怎么严重，或者是减缓后的调养。在这儿，要提醒妈妈们的是，不要被一些不正确的观念所影响，如孩子年纪小，不要轻易吃药。就片面地认为，吃药会对孩子的身体健康带来伤害，不利于孩子的生长发育。其实，在很多的时候，尤其是当孩子的病症较为严重时，根据其症状，在医生的指导下服用相应的药物，对孩子的健康是不会有多大损害的。因此，当孩子的风寒感冒症状加重时，为了孩子的健康，在需要前往医院求医时，妈妈们切不可犹豫，否则，将会给孩子的身体健康带来更大的损伤。

熬粥、泡脚、贴脑门，
一块生姜祛风寒

● 生姜是祛风散寒的佳品

在民间有"生姜治百病"的说法。

生姜之所以能治疗风寒感冒，是因为其味辛、性微温，入肺、脾、胃经所决定的。在中医中，凡具有发散风热，发散风寒，行气行血的食物都为辛；而中医上的"温"，有利于进补的意思。正是因为生姜有这些特点，所以，就使得它具有了祛风散寒，宣肺的功效。而风寒感冒，不恰恰主要就是风寒入体所致吗？

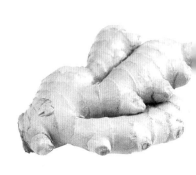

因此，当孩子患风寒感冒，便可以利用生姜这一功效，帮助孩子走出疾病的痛苦。那么，怎样利用生姜来治疗孩子的风寒感冒呢？

● 用生姜做的神仙粥，治疗风寒感冒效果好

大米、生姜、葱白以及米醋熬制的神仙粥，就十分适宜于风寒感冒的孩子食用。

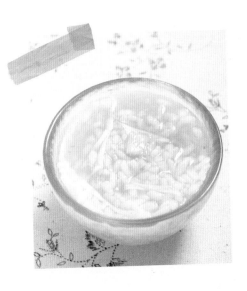

神仙粥

(疏风驱寒，主治小儿风寒感冒)

食材： 大米50克，生姜7片（约15克），葱白7段（约30克），米醋50毫升。

做法： 大米、生姜洗净，一起放入锅中煮粥，待粥半熟加入葱白；粥熟再加入食醋，然后稍微煮一会儿。

用法用量： 趁热食用。

备注： 服用后，应立即上床用被盖住，使身体微热出汗。

神仙粥，是我国民间流传甚广的用来调理风寒感冒的膳食方，并流传有"一把大米煮成汤，七根葱白七片姜，熬熟兑入半杯醋，伤风治感冒保安康"的歌诀。在不少的中医典籍中均有记载，如《丹台玉案》《惠直堂经验方》等。

● 生姜水泡脚，增强免疫力，能防治风寒感冒

倘若孩子不喜欢喝粥，没关系，用生姜水给孩子泡脚，同样有着不错的效果。方法也很简单，即取一块拇指大小的生姜，拍开，然后放入开水中浸泡，待水温适宜后给孩子泡脚。

用生姜水给孩子泡脚，为什么能治疗风寒感冒呢？

中医中有"诸病从寒起，寒从足下生"的说法。意思是说，双脚因为离心脏最远，血液供应量较少，血液循环差，加上脚的脂肪层薄，导致保温性能差，原本就容易受到风寒的侵袭。用温水泡脚，本就有改善血液循环、增强机体免疫功能的作用，何况加上具有祛风散寒功效的生姜呢？

有一个5岁左右的男孩，在某年的冬季得了风寒感冒，其母亲因为平时常看一些中医养生类的书籍，在刚刚发现孩子有感冒症状时，便用生姜温水给孩子泡脚。3天后，孩子的症状就得到了很好的缓解。

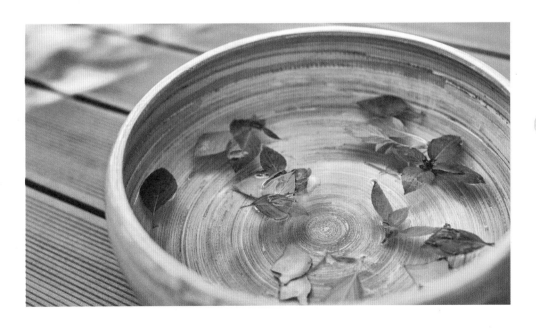

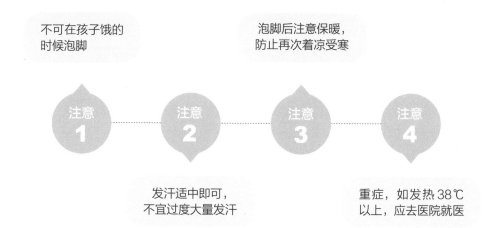

不可在孩子饿的
时候泡脚

泡脚后注意保暖，
防止再次着凉受寒

注意
1

注意
2

注意
3

注意
4

发汗适中即可，
不宜过度大量发汗

重症，如发热 38℃
以上，应去医院就医

在选择用生姜温水泡脚防治孩子风寒感冒时，要注意以上几点。在平时，孩子没有感冒，家长也可以采用此法让孩子多泡泡脚，可以有效地预防感冒。

生姜捣碎，敷贴患儿囟门效果也显著

在孩子患有风寒感冒时，用生姜温水泡脚的同时，还可以将生姜、葱头和淡豆豉一起捣碎蒸熟敷在孩子的囟门上，其效果也不错。

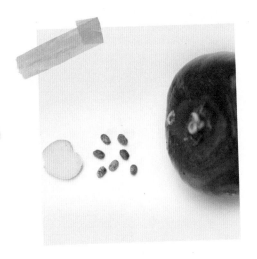

生姜葱头豆豉贴

适用于小儿风寒感冒

材料： 葱头 7 个，生姜 1 片，淡豆豉 7 粒。

做法： 将生姜、葱头以及淡豆豉一起捣烂，待蒸熟后敷在厚纸上，制成膏药状。

用法： 微热时，贴于患儿囟门。

养好肺 孩子不咳嗽 不过敏

46

三根汤，排毒解热效果好，适宜治疗风热感冒

春夏之际，小心孩子染上风热感冒

除了风寒感冒外，孩子最容易染上的一种感冒就是风热感冒。导致孩子染上风热感冒的主要因素，为外感风邪，夹杂热毒。也就是因为如此，在每年春夏之际，气温相对较高的时候，也是孩子风热感冒的多发期。与风寒感冒相比，风热感冒的病症特点为：孩子的鼻涕浓浊，痰液黏稠。

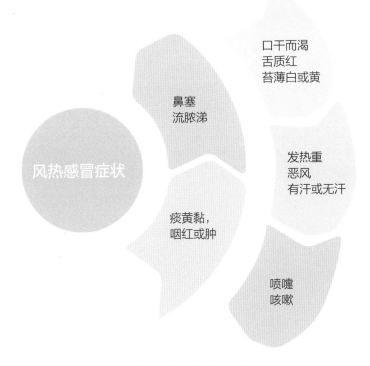

风热感冒症状

鼻塞
流脓涕

口干而渴
舌质红
苔薄白或黄

发热重
恶风
有汗或无汗

喷嚏
咳嗽

痰黄黏，
咽红或肿

排毒解热是治疗风热感冒的关键

毫无疑问，染上风热感冒的治疗关键，就是要想办法清除侵入孩子体内的风邪以及热毒。中医典籍《诸病源候论》中，在论及风热感冒时是这样说的："风热病者，风热之气，先从皮毛入于肺也。肺为五脏上盖，候身之皮毛，若肤腠虚，则风热之气，先

伤皮毛，乃入肺也。其状使人恶风寒战，目欲脱，涕唾出。"也就是因为如此，中医在治疗风热感冒时，就把"排毒解热"作为最为基本的治疗原则。如我们熟知的一些用来治疗风热感冒的中成药：桑菊感冒片、羚翘解毒片以及银翘解毒丸等，其主要的药性功效，就是排热解毒。

❀ 孩子风热感冒症状初起或较轻，可选用三根汤

像孩子染上风寒感冒一样，如果孩子症状较轻，且精神状态较好，妈妈就不用急于带孩子前往医院，可以留在家中观察治疗，并予以具有排毒解热作用的食疗方来调养，大多可以好转。

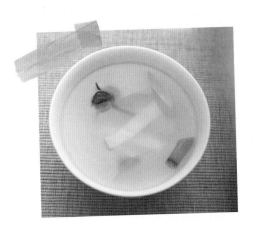

三根汤

（ 清热解毒，止咳化痰 ）

食材： 大白菜根3个，大葱根7个，芦根15克。

做法： 将3种食材放在一起煎水。

用法用量： 口服，每日1次，连服2~3日。

这里所说的三根汤，就是较为适宜于孩子风热感冒初起、症状较轻时服用的食疗方。之所以推荐，是因为取材简便、制作方便、疗效显著。

在这儿我们不妨一同来看看该食疗方中食材的药用功效。

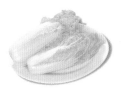

大白菜

其味甘，性平寒，中医认为有清热解毒、止咳化痰的功效

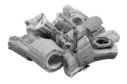

芦根

其味甘，性寒，可清热、生津除烦、止呕

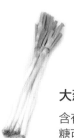

大葱

含有的苹果酸和磷酸糖可兴奋神经、促进循环，解表清热

血常规检查，是孩子病情加重必须要做的事

当然，食疗方所能起到的作用为调养，缓解，大多只对一些症状较轻的病症有疗效。当孩子染风热感冒 2~3 天后，病情仍不见好转，或有所加重，并出现精神不振，妈妈就不应有所犹豫，要及时带孩子前往医院做检查。一般来说，孩子染上风热感冒，医生会建议做血常规检查。

有些妈妈可能会说，血常规化验单上面的数据太专业，看不懂。其实，要看懂并不难。因为在化验单上，右侧都有着正常的数据值，而结果除了数字之外，会用"↓""↑"符号来表示是比正常值高了或者是低了。如白细胞（WBC）超过最高值则可能有炎症存在，多为细菌感染；小于最低值，则可能是病毒感染。

事实上，妈妈带孩子前往医院做血常规检查，能粗略看懂上面说的内容即可。因为医生建议做血常规检查的主要目的，是为了根据上面的数据辨别引起孩子疾病的病因，并作为参考，如何选择用药以及治疗方式。

血常规
检查项目

血红蛋白（Hb）

红细胞（RBC）

白细胞（WBC）
及白细胞分类计数

红细胞比容（HCT）

血小板（PL）

三招缓解孩子鼻塞和流鼻涕的痛苦

鼻塞、流鼻涕，是孩子染上感冒最为显著的症状，尤其是对风热感冒的孩子来说，因为鼻涕较为浊、浓，孩子就更难受了。还有更为重要的一点，那就是"肺开窍于鼻"，是人体与外界气体交换的门户，如果不能及时解除鼻塞，会引起呼吸不畅，引起一系列的问题。妈妈可以采用以下 3 种方法来有效缓解孩子的鼻塞、流鼻涕等。

1 ▶ 抹点凡士林油在外鼻孔

2 ▶ 滴几滴生理盐水到鼻孔内。生理盐水，可用食用的非加碘盐泡制，其浓度控制在 0.9% 左右

3 ▶ 用医用棉签，小心翼翼地沾出鼻子里的鼻涕

在这儿，要提醒注意的是，因为孩子的鼻腔肌肤娇嫩，而且敏感，在使用上述方法的时候，动作应轻缓，力度要适中。

中药穴位贴，风寒、风热一贴就灵

● 中药穴位贴，内病外治更安全

中药敷贴，是根据中医经络学的理论依据，将药物研成细末，用水、醋等调成糊状，直接贴敷穴位、患处的一种无创痛穴位疗法。用这种方法治疗孩子的感冒，避免了打针吃药所带来的不良反应，可以说是一种健康而绿色的疗法。

那么，中药穴位贴为什么能防病治病呢？

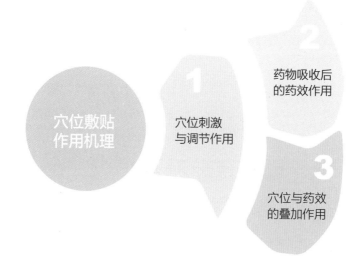

穴位敷贴作用机理　1 穴位刺激与调节作用　2 药物吸收后的药效作用　3 穴位与药效的叠加作用

在中医上看来，经络"内属脏腑，外络肢节，沟通表里，贯穿上下"，是人体营卫气血循环运行出入的通道。而穴位则是这些运行通路中的交汇点。将药物直接敷贴在体表穴位或表面病灶，可以让药物透过皮毛腠理由表入里，改善经络气血的运行，对五脏六腑的生理功能和病理状态，产生良好的治疗和调整作用。清代名医徐大椿在说到中药穴位敷贴时就曾说道："汤药不足尽病……用膏药贴之，闭塞其气，使药性从毛孔而入其腠理，通经活络，或提而出之，或攻而散之，较服药尤为有力。"

由此可见，采用中药穴位敷贴来防治孩子感冒，不单单有着较好的疗效，还避免了直接服用药物，从而大大降低了药物毒素羁留在孩子体内的危害，为孩子健康成长增添了一份保障。

养好肺　孩子不咳嗽　不过敏

● 白芥子薄荷敷贴，适宜于风寒感冒

白芥子薄荷敷贴方

(主治小儿风寒感冒)

材料： 白芥子、薄荷各适量，鸡蛋 2 个。

做法： 白芥子、薄荷研细，取鸡蛋清调药。

用法： 敷贴于神阙、大椎及涌泉穴。

精准取穴：

神阙穴位于人体的腹中部，脐中央。

大椎穴位于背部第 7 颈椎棘突下凹陷中。

涌泉穴位于足前部凹陷处第 2、第 3 趾，趾
缝纹头端与足跟连线的前 1/3 处。

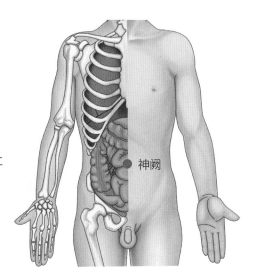

神阙

● 淡豆豉连翘薄荷敷贴，可治风热感冒

淡豆豉连翘薄荷敷贴方

(主治小儿风热感冒)

材料： 淡豆豉 30 克，连翘 15 克，薄荷 9 克，
葱白适量。

做法： 将淡豆豉、连翘、薄荷混合研细过筛；
取药粉 20 克，加入葱白适量，捣碎如膏药状。

用法： 敷贴风池、大椎穴，再以冷水滴药膏上，
覆以纱布。

精准取穴： 风池穴位于后脑勺、后枕部两侧入
发际 1 寸的凹陷中。

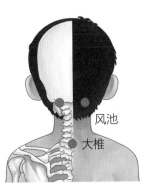

风池

大椎

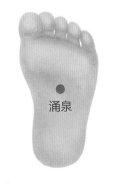

涌泉

对症取穴，
按按就可防治孩子感冒

在孩子感冒时，妈妈同样可根据相应的症状，选取相应的穴位，采用按摩推拿的方法作用于孩子的机体，来调节脏腑、经络、气血功能，从而达到防治疾病的目的。下面就是几种有助于缓解孩子感冒症状的按摩推拿方法。

扫一扫，看视频

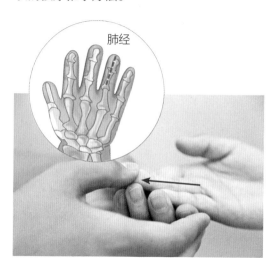

肺经

清肺经

（ 补益肺气，清热宣肺 ）

【精准取穴】无名指掌面指尖到指根成一直线。

【操作方法】用拇指指腹从无名指指根向指尖方向直推为清，称清肺经，100~300 次。

【适用症状】感冒、发热、胸闷、咳喘、盗汗等。

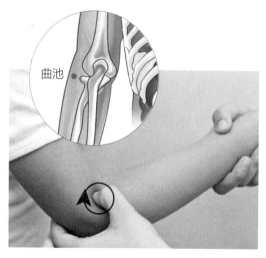

曲池

揉曲池

（ 通经络，解表退热，利咽 ）

【精准取穴】屈肘，在肘窝桡侧横纹头至肱骨外上髁中点。

【操作方法】用拇指指端按揉曲池穴100 次。

【适用症状】风热感冒、咽喉肿痛、咳喘、肩肘关节疼痛等。

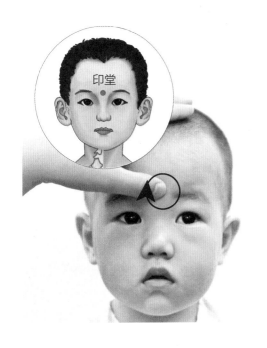

掐揉印堂

(安神定惊，明目通窍)

【**精准取穴**】前正中线上，两眉头连线的中点处。

【**操作方法**】用拇指指甲掐印堂 3~5 次，叫掐印堂；用指端按揉印堂 10 次，叫按揉印堂。

【**适用症状**】感冒、头痛、惊风、抽搐、近视、斜视、鼻塞等。

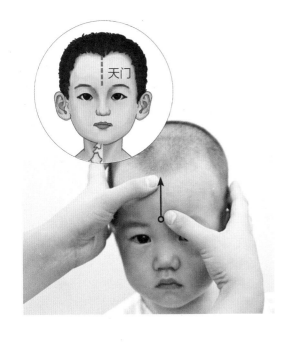

开天门

(提神醒脑，祛风散邪)

【**精准取穴**】两眉中间（印堂）至前发际正中的一条直线。

【**操作方法**】拇指自下而上交替直推天门 30~50 次。

【**适用症状**】外感发热、头痛、惊风、精神不振、呕吐等。

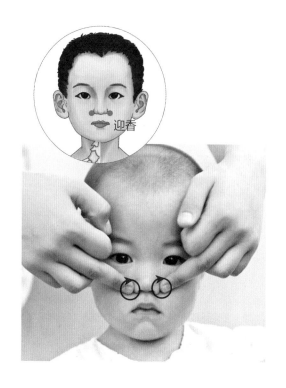

揉迎香

【**精准取穴**】鼻翼外缘，鼻唇沟凹陷中。

【**操作方法**】用两中指分按两侧迎香穴，揉 20~30 遍。

【**适用症状**】感冒或慢性鼻炎引起的鼻塞流鼻涕、呼吸不畅等。

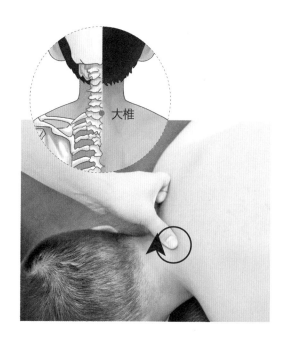

揉大椎

清热解表

【**精准取穴**】后背正中线上，位于第 7 颈椎与第 1 胸椎棘突之间。

【**操作方法**】每天用拇指揉大椎穴 30~50 遍。

【**适用症状**】外感发热。

养好肺　孩子不咳嗽　不过敏

Q 孩子发热、咳嗽就一定是感冒吗？

　　虽说发热、咳嗽等是感冒最为显著的病症特征，但在这儿要提醒注意的是，并不是所有的发热、咳嗽都会是感冒，如下面的一些病症，也会出现发热、咳嗽等症状，并且与感冒所呈现出来的症状极为相似。

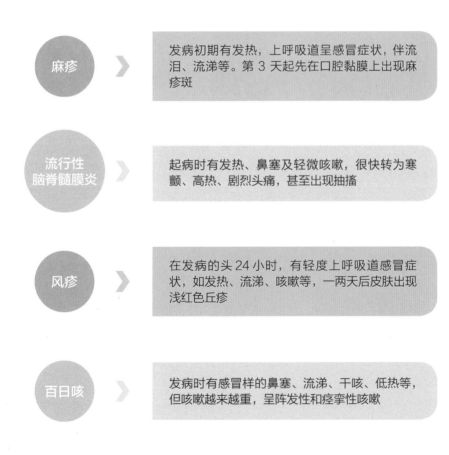

麻疹 > 发病初期有发热，上呼吸道呈感冒症状，伴流泪、流涕等。第 3 天起先在口腔黏膜上出现麻疹斑

流行性脑脊髓膜炎 > 起病时有发热、鼻塞及轻微咳嗽，很快转为寒颤、高热、剧烈头痛，甚至出现抽搐

风疹 > 在发病的头 24 小时，有轻度上呼吸道感冒症状，如发热、流涕、咳嗽等，一两天后皮肤出现浅红色丘疹

百日咳 > 发病时有感冒样的鼻塞、流涕、干咳、低热等，但咳嗽越来越重，呈阵发性和痉挛性咳嗽

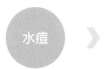

猩红热	起病急，高热，发热 3 天后，先在头部、胸部皮肤上出现呈猩红色的皮疹，然后扩展蔓延至全身
水痘	起病时有微热、全身不适，2 天后在躯干和头面部皮肤上出现红色米粒大小的丘疹，尤以四肢比较多

  因此，当孩子出现感冒发热等症状时，妈妈们千万不要掉以轻心，一定要有所区分，不要因为判断失误而延误病情。除此之外，如果是 6 个月以内的孩子出现感冒症状，无论症状轻重，都不可自行服药，而是应该前往医院去做相关的检查，在专业医生的指导下进行治疗。

第 4 章

反复呼吸道感染多是正气不足，养肺就能养正气

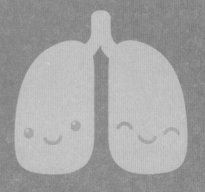

呼吸道感染 ≠ 感冒

● 你家的孩子是"复感儿"吗?

"我的孩子,怎么老是感冒?"不少妈妈或许有这样的疑惑,因为她们的孩子动不动就生病,所表现出来的也是感冒症状:发热、咳嗽以及流鼻涕等。

当孩子出现这些症状的时候,她们也采取了积极有效的防治方式,但是往往治好了没多久,这些症状又出现了。

如果你的孩子也是如此,就需要注意了。因为,这不是简单的感冒,有可能是反复呼吸道感染。医学中将这种患有反复呼吸道感染的小儿,称为"复感儿"。

复感儿的判别

次数

年龄阶段

主要症状表现

患上呼吸道疾病每年常在 7 次以上,有的甚至每月发生 2 ~ 3 次

多见于 6 个月 ~ 6 岁,尤以 2 ~ 3 岁的幼儿多见

发热、咳嗽、流涕、咽喉肿痛,与感冒症状相似

● 反复呼吸道感染多因肺、脾、肾三脏功能失调

表面上来看,反复呼吸道感染,是因为呼吸系统出了问题,是孩子的肺出了问题。实则不然,孩子反复呼吸道感染,病在肺,而主要的根源在于肺、脾、肾三脏功能失调。接下来我们就一同来看看,肺、脾、肾的生理功能吧。

首先,来看看肺。

在中医中,肺主气,司呼吸,职司卫外。"肺"除掌管人体呼吸功能以外,还有抵御外邪侵袭的作用,也可以理解为人体的免疫功能。小儿"肺脏娇嫩",卫外功能不足,所以容易反复发生呼吸道感染。

其次看看脾。

脾在中医有"后天之本"之说，运化水谷是其主要功能。用现在的话来说，就是脾消化饮食，把饮食的精华运输全身，孩子"脾常不足"，所以容易发生消化功能紊乱，导致营养不均衡或营养不良，从而使小儿抗病能力减弱，这也是小儿发生反复呼吸道感染的重要原因。

最后看看肾。

肾在中医称为"先天之本"，主藏精，主骨生髓，小儿体质强壮与否，与父母的遗传因素、孕期的营养等诸多先天因素有关。小儿"肾常虚"，即与成人相比，小儿属先天不足，体质虚弱，故而易患疾病。

三脏同养，才能真正防治反复上呼吸道感染

孩子为什么会反复上呼吸道感染，不就是因为对疾病的抵抗力弱吗？

究竟是什么导致了孩子抵抗力弱，难以抵御外邪的侵袭，从上面的分析来看，相信您已经知道了答案。那么，怎样提升孩子对疾病的抵抗力，不再发生反复上呼吸道感染？除了要注重对肺的养护外，还应当健脾助运，固肾强身。这样，才能真正地达到目的，让孩子健康苗壮成长，不再轻易被外邪所感染。

为什么这么说呢？

因为反复上呼吸道感染的患儿主要分为两种类型：

第一种：食积郁热型

平时过多食用鱼、肉等动物性食品，不愿意吃水果、蔬菜等富含维生素的食物，急躁易怒，大便干结，排便不通畅，3～4天才排一次便。常出现咽喉红肿、扁桃体肿大、目赤等症状，且易感外邪，发病后多为风热感冒症状。

第二种：肺脾气虚型

平素体质较差，面色枯黄，毛发少泽，消瘦多汗，厌食乏力，经常流鼻涕，舌体多肥大，气候稍有变化，即易外感风寒，发病后多表现为风寒感冒的特点。

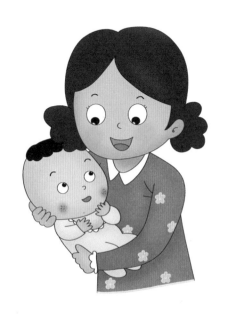

自制药枕，
孩子睡睡，身体更健康

● 中药药枕防病治病原理

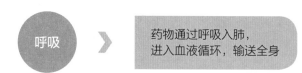

呼吸 > 药物通过呼吸入肺，进入血液循环，输送全身

通过对经络的刺激，及药物作用于经络后机体产生免疫功能 < 经络

中药药枕，常用于防病治病。即将芳香走窜的药物装在枕头中，利用药物的药性，作用于头部后侧的穴位，再通过经络的传导，用来调和气血以及防病治病。在我国，使用药枕来防病治病有着悠久的历史，民间有"药枕伴睡眠，闻香又治病"及"不觅仙方觅睡方，养生妙方枕中藏"等说法。在一些中医古籍中，也有着明确的记载，如晋·葛洪在其《肘后备急方》中，就说到将大豆装入枕中，用来治疗失眠；孙思邈在《备急千金要方》写到："治头项强，不得四顾方，蒸好大豆一斗，令变色，纳囊中枕之。"

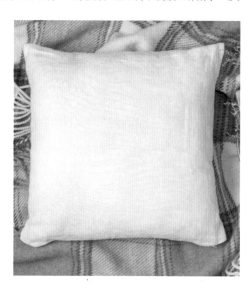

就小儿反复上呼吸道感染来说，除了采取正确的方法治疗外，最为重要的是预防，提升孩子对疾病的抵抗能力，而药枕，则可以轻松地帮助妈妈实现这一目的。

● 孩子睡药枕的妙处

可通过口鼻间的呼吸，吸入药物分子

中医认为肺朝百脉，肺开窍于鼻，鼻为呼吸出入之门户。用芳香走窜的药物做药枕，让孩子在睡觉时枕用，便可在呼吸之间，将部分的药物呼吸入肺，进入血液循环，输注全身。

通过经络渗入肌肤

中医认为，鼻居面中，为阳中之阳，是诸阳交会之处，为一身血脉所经，通过经络与五脏六腑紧密地结合在一起。除此之外，还因为，人体后颈侧还有多处人体要穴，如天牖、人迎等。当枕着药枕睡觉的时候，药物分子可以对经络产生作用，并通过渗透的方式进入皮肤，对机体产生调节作用，使得全身经络疏通，气血通畅。

想想看，在一天之中，人睡眠的时间大约占 1/3，而小孩子更多。让孩子枕着这样的枕头睡觉，长期呼吸以及受到这些药物的渗透，不是在潜移默化、不知不觉中起到了调和血脉，增强抵抗力的作用吗？

而现代医学，经过研究也认为：枕药枕睡觉，在呼吸间，药物可迅速通过黏膜进入血管，达到全身，并通过局部刺激增加鼻黏膜分泌免疫球蛋白 A，有提高机体免疫力的作用。

● 中医药枕推荐——黄芪药枕

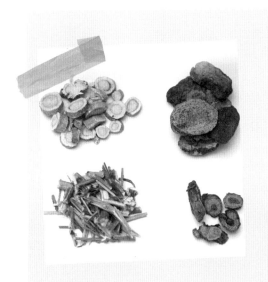

黄芪药枕

取材： 黄芪、白术、荆芥、青防风、苏叶、柴胡、辛夷、香白芷、桔梗、鱼腥草、广木香、蔻仁、川芎、香龙脑、野菊花。

做法： 中药按一定比例打碎混合，每 500 克为一份枕芯。

用法用量： 睡觉时头枕睡觉，3～4 周换药一次，3 个月为一疗程。

使用药枕时，应注意的 6 件事

虽说自制药枕对孩子的反复上呼吸道感染有着一定的防治作用，但是在实际使用中，仍然要有所注意。

1 枕芯需选用透气性能良好的棉布或纱布

2 药物的摆放应遵循根类块质铺于下，枝叶药物填于中，花香之品覆其上，矿物、树胶放一侧的顺序

3 使用 2 ~ 3 周后，应放置阳光下晾晒 1 小时左右，防止枕芯以及药物受潮、霉变

4 孩子在使用药枕前，应喝一两口温开水，防止芳香类药物耗伤阴津

5 注意观察孩子使用后的反应，如出现不良反应，应当及时予以必要的处理，最好停止使用

6 对在使用药枕过程中，原发病加重或不改善者，应及时到医院诊治，以防止延误病情

给年轻妈妈的忠告

说到这儿，有一些妈妈，可能会忙着准备给孩子赶制一个药枕了。没错，药枕对孩子反复呼吸道感染有着较好的防治作用，但并不代表孩子患有反复呼吸道感染，枕着睡睡就能治好。因为，它只是一种辅助治疗手段，一旦孩子真的出现反复呼吸道感染症状，还是应该到医院去看看，做一下检查，在医生的指导下进行治疗，同时配合使用药枕。

注重饮食，要做到脾肺双养

小儿反复上呼吸道感染的 6 大原因

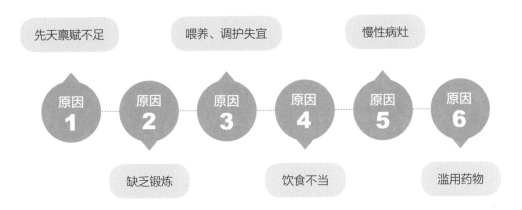

| 先天禀赋不足 | 喂养、调护失宜 | 慢性病灶 |

| 原因 1 | 原因 2 | 原因 3 | 原因 4 | 原因 5 | 原因 6 |

| 缺乏锻炼 | 饮食不当 | 滥用药物 |

从上面引起孩子反复上呼吸道感染的 6 大原因中，我们可以清晰地看到饮食对孩子身体健康的影响，同样也知道了，要想让孩子走出上呼吸道反复感染的困扰，就必须注重孩子日常饮食的调理。

喂养、调护失宜是怎么回事

这里的喂养、调护失宜，指的是过早停止母乳喂养，或者是人工喂养不当等。有一些妈妈，因为工作或者是其他的缘故，过早或者是从来没有对孩子进行母乳喂养。这样做，并不利于孩子发育成长。

因为，母乳是婴儿成长最自然、最安全、最完整的天然食物，它含有婴儿成长所需的所有营养和抗体、蛋白。现代医学研究发现，母乳中含有丰富的免疫活性细胞和多种免疫球蛋白，可有效提高宝宝的免疫力，避免受微生物的侵袭。

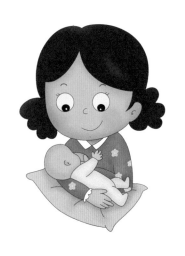

事实上，通过现实生活中的观察，我们也可以发现，母乳喂养的孩子，一般来说，比没有母乳喂养的孩子要健康，抵抗力也要强。建议妈妈们，如果没有其他特殊情况，为了孩子的健康，还是应该选择对孩子进行母乳喂养。

● 饮食不当带来的危害

反复呼吸道感染的患儿，多有一个特点，那就是喜欢吃零食、甜食、饮料，并且挑食偏食。暂且不说这些食物的营养成分如何，单单从孩子的生理特点来看，由于孩子的脏腑功能还未发育成熟，过多地吃这些食物，会加重脾胃的负担，影响到脾胃消化功能的正常发挥，难以给身体的生长发育提供应有的营养物质。而人体对疾病抵抗力的强弱，跟获取的营养是否充足有着直接的关系。想想看，营养缺乏后，抵抗力怎么能强，又怎么不会被外邪侵入，导致疾病发生呢？

● 值得推荐的食疗方——辛夷煲鸡蛋

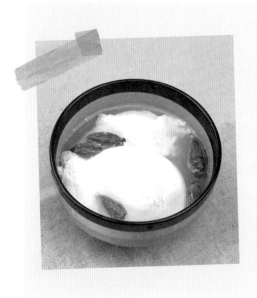

辛夷煲鸡蛋

(健脾益肺，预防反复呼吸道感染)

食材： 辛夷花9克，鸡蛋2个，盐适量。

做法： 将鸡蛋整个打入沸水中略煮片刻。再加入辛夷花、盐同煮2～3分钟即可。

用法： 可连续食用1周，对反复感冒、预防呼吸道感染有一定功效。

● 这些食物，最适宜孩子健脾补肾

油菜

中医认为，油菜能清热解毒，祛风泻火。

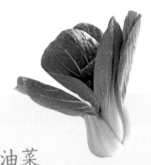

清炒油菜

食材： 油菜500克，油、盐各适量。

做法： 油菜洗净切成3厘米左右长段。锅烧热，下菜油，旺火烧至七成热时，下油菜旺火煸炒，酌加精盐，菜熟后起锅装盘。

凉拌油菜

食材： 嫩油菜500克，麻油、盐各适量。

做法： 油菜洗净，切3厘米长段，沥干水，入滚水中煮熟，捞出沥水装盘，以麻油、盐拌食。

　　需要提醒注意的是，在烹饪油菜时，为防止营养成分不被破坏，要现做现切，并旺火爆炒。还有就是，因为绿叶菜中含有较多的硝酸盐，煮熟后如果放置的时间过久，在酶和细菌的作用下，会变成导致胃癌的有害物质亚硝酸盐，因此隔夜的熟油菜不宜再食用。

> 胡萝卜

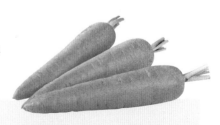

　　中医认为，胡萝卜具有健脾消食、清热解毒等功效，因其营养丰富，因而有"小人参"之称。

干煸胡萝卜丝

食材： 胡萝卜1根，肉馅200克，盐、太白粉、酱油各适量。

做法： 胡萝卜刨丝备用；肉馅加酱油及太白粉拌匀；油热后将肉馅下锅炒至变色，再下胡萝卜丝及盐，用小火煸炒至胡萝卜丝出红油即可。

韭菜炒胡萝卜

食材： 韭菜200克，黄喉、胡萝卜各15克，盐、淀粉、味精各适量。

做法： 韭菜切段，黄喉、胡萝卜切丝，备用。锅内加水烧沸后将黄喉焯一下，捞出。锅内油烧至八成热后，倒入全部原料，加盐一起爆炒，炒2分钟左右，勾芡铲匀后起锅。

在中医中，南瓜可入脾胃二经，有润肺益气，消炎化痰等作用。

南瓜性温，味甘无毒，既当菜又代粮。近年来，人们发现南瓜还有不可忽视的食疗作用。

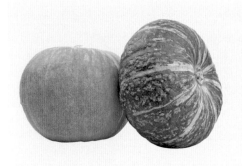

蛋黄焗南瓜

食材： 南瓜 500 克，咸鸭蛋 2 枚，食盐、淀粉、白糖各适量。

做法： 南瓜洗净，去皮瓢，切成条状，放盐拌匀，腌制 20 分钟；咸鸭蛋取黄，压碎备用；腌好的南瓜段控干水分后，放入干淀粉充分拌匀。锅中放油烧至五成热，放入南瓜条，慢火炸至颜色变浅黄、表面变硬后沥干油捞出。另起锅，锅中放少许的底油，放入压碎的咸蛋黄，小火慢慢炒至出泡沫；放入炸好的南瓜条，调入盐和白糖，拌匀后出锅。

小米南瓜粥

食材： 小米 100 克，南瓜 300 克。

做法： 南瓜去皮，切块；小米洗净，用水浸泡 20 分钟。锅中加水煮沸后，下小米煮 30 分钟；加入南瓜，继续煮 15 分钟即可。

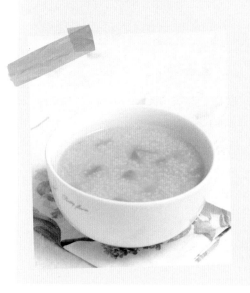

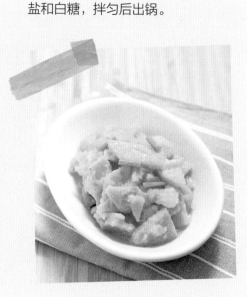

告别小儿反复上呼吸道感染，
合理运动来帮忙

孩子生病，过度静养、休息不可取

孩子身体不舒服，生病了，大多数妈妈会让孩子静养休息，不让孩子多做运动。没错，孩子病了，身体弱，确实应该减少运动，多多休息。但，这也要看孩子的病情以及精神状态，如果精神状况较好的话，妈妈应尽量鼓励孩子多做一点运动。因为，过度的静养，不仅不利于孩子康复，反而会增加孩子反复上呼吸道感染的概率。

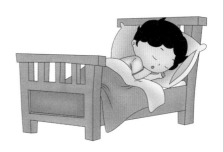

有个 6 岁左右的孩子，动不动就得感冒，每年都达到 7 次以上，是典型的复感儿。他的母亲很是焦急，总是抱怨，说什么孩子抵抗力差，希望有什么好办法可以提高孩子对疾病的抵御力。有一次，她在跟人说起这件事的时候，对方询问了一下她在平时怎么护理孩子的，得知她总是让孩子待在家中，限制孩子运动时，就提议她让孩子平时多运动运动。

动一动，人体机能、免疫力自然增强

在说到如何提高孩子对疾病的抵抗力时，多数人会想到饮食，认为给孩子多吃点好东西，补补就可以了。这样做，虽然不错，但是也不可忽略运动。否则难以达到很好的效果。

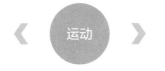

促进肠胃功能，刺激消化，有利于营养的进一步吸收 〈 运动 〉 锻炼肺部，使肺活量增加，向血液提供更多的氧气，使精力更加充沛

中医认为"动则生阳，静则生阴"。这里的阳，所指的就是阳气，也就是抵御病邪的正气。人之所以生病，多因体内正气不足，病邪乘虚而入所致。人体内的阳气一旦充足了，外邪就难以入侵。不少的孩子，尤其是一些反复上呼吸道感染的孩子，容易被病邪侵袭，说简单一些，便是因为体内的正气不足罢了。

● 接球，改善亲子关系，增强孩子抗病能力的运动

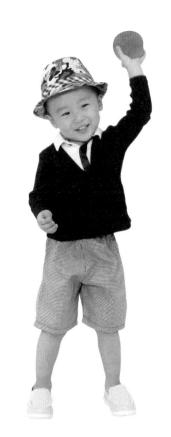

在这儿，简单地介绍一种适宜于孩子的运动——接球运动。这项运动不仅仅能增强孩子的抗病能力，还可改善亲子关系。

在天气暖和、阳光充足的时候，准备一个软皮、弹力适中、比足球小一点的皮球，表面有"刺"突出的更好。在宽敞的房间或室外空地上，妈妈将球往地上投掷，待球弹起来时让孩子用双手去接。也可由宝宝自己把球投掷下去，妈妈来接。逐渐熟练后，根据孩子熟练的程度加大距离，也可有意识地将球扔向距孩子有一定距离的左方或右方，让他转动身体去接球。

这一方法适用于年龄较小的孩子，可以增强孩子的抵抗力和灵活性。根据孩子不同的年龄阶段，可选择不同的运动方式，如拍打篮球、踢足球、骑自行车等。

● 孩子运动时的注意事项

1 ⟩ 不要剧烈运动，运动量要适宜

2 ⟩ 不要出汗就立刻脱掉衣服，要等汗水稍微退去，再逐渐减少衣服

在带孩子到外面运动的时候，一定要注意上述两点。

Q 孩子反复上呼吸道感染吃什么药最有效？

对反复呼吸道感染的患儿来说，选择用药之前，首先要查清病因，然后找医生对症治疗，并应按医嘱足量全程用药。在必要的时候，还要测定体内微量元素水平和免疫功能。如果微量元素缺乏，要进行有针对性的补充。若免疫功能缺陷，则要进行免疫刺激疗法。那么，孩子反复上呼吸道感染，应该用什么药呢？以下就是用来治疗小儿反复呼吸道感染的中成药。

常见中成药推荐

玉屏风口服液

如果你的孩子体虚多汗的话，可以选择服用此口服液。该口服液由黄芪、白术（炒）、防风等组成。口服，每次10毫升，每日3次。有益气、固表、止汗，预防反复呼吸道感染的功效。

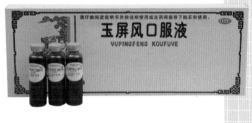

小儿健脾丸

脾虚则气血生化不足、卫阳不固，易致自汗、盗汗、乏力等症状，脾虚食积是导致卫表不固，引起小儿呼吸道反复感染的主要病机。如果你的孩子属于这种情况，就可以选择食用此药丸。

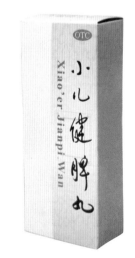

服药禁忌

在选择用药的时候，为了孩子的健康，妈妈还应当注意下面几点。

1 〉 **服用抗生素类药物遵医嘱**
一般不用抗生素治疗。但如果经医生诊断，认为有细菌感染，可在医生指导下应用抗生素。需要注意的是，目前广泛应用的喹诺酮类抗生素药物，如左氧氟沙星等，18 岁以下禁用。所以一定要在医生指导下应用抗生素

2 〉 **不能根据经验用药**
一些家长喜欢用大青叶、板蓝根冲剂等作为孩子的预防药，或给孩子滥用补品，殊不知大青叶、板蓝根等为苦寒之品，用之对症则病除，若无病症则反伤元气。同样，滋补之品，稍不对症，则伤脾胃或生发他病。所以必须根据不同的情况，辨证用药，才能收到效果

第5章

肺热是肺炎的罪魁祸首，清肺解热，治标更治本

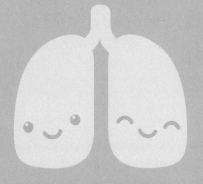

小儿肺炎，到底是怎么回事

● 别把小儿肺炎看成是感冒

小儿肺炎是一种常见的呼吸道疾病，其一些症状虽然跟感冒相似，但两者并不是一回事。不仅如此，肺炎对孩子所带来的危害，也是感冒所不能比拟的，如果不及时予以治疗，其病情加重，甚至可能危及孩子的性命。

这并非是危言耸听，小儿肺炎已经被我国卫生部列为儿童四病防治之一。据有关资料统计，在我国住院小儿死亡的原因中，它名列第一。接下来，我们就一同来看看，肺炎如果不及时治疗，到底会带来怎样的危害。

严重的肺炎，不但会引起肺组织充血、水肿、炎性细胞渗出，造成人体呼吸系统功能的损害，而且会导致人体酸碱平衡紊乱，侵害到人体消化系统、循环系统，甚至神经系统，致使多脏器损害甚至危及生命。

> 有这样一位母亲，她有一个1岁半左右的孩子。一天，她发现孩子发烧了，并伴有咳嗽，鼻翼的两则一张一张的。在测量体温后，体温达到了38℃以上。当时，她也没怎么在意，觉得孩子是受了凉，感冒了，便留在家中观察。没想到当天下午，孩子的病情变得严重起来，呼吸似乎都有些困难。于是，她连忙带着孩子去医院，经检查确诊为小儿肺炎。医生告诉她，亏得她送来的及时，否则孩子可能就危险了。

错把小儿肺炎当成感冒，以至于延误了诊断治疗，让孩子的病情变严重的事，在我们身边不在少数，甚至是出现了一些悲剧。这些，都是值得家长引以为戒的。而这些事实，也告诉我们，多懂一些相关的医学知识，对孩子的健康成长有多重要。

● 小儿肺炎的分类及病因

一般来说，小儿肺炎可分为吸入性肺炎和感染性肺炎，其病因如下。

吸入性肺炎	❯	乳汁吸入性肺炎	❯	由于新生儿特别是早产儿、低体重儿，口咽部或食管的神经反射不成熟，肌肉运动不协调，乳汁被误吸入呼吸道而引发
	❯	羊水吸入性肺炎胎粪吸入性肺炎	❯	都比较严重，一出生就有明显的病症，如呼吸困难、皮肤青紫等，需要住院治疗
感染性肺炎	❯	宫内感染	❯	由于母亲在怀孕期间感染了某些病毒或细菌，通过血液循环进入胎盘，导致胎儿患上了肺炎
	❯	生后感染	❯	在肺炎中最多见，主要由各种病原菌引起，以细菌或病毒感染为主。如父母患普通感冒，宝宝就有可能患肺炎。此外，宝宝身体其他部位的感染，比如脐炎、口腔感染等，病菌也可以经过血液循环传播至肺部而引起肺炎

☀ "一听五看" 法，轻松辨别小儿肺炎

那么，如何辨别孩子是不是患上了肺炎呢？有一个简单的初步判定方法。这种方法，简称为"一听五看"，即听胸部、看咳嗽、看呼吸、看精神、看食欲、看发热，具体操作方法如下。

听胸部

即在孩子安静或睡着时，将耳朵轻轻贴在孩子脊柱两侧的胸壁上，仔细倾听，听听是不是有什么声音。一般来说，肺炎患儿在吸气时有"咕噜儿咕噜儿"的声音。医学上将这种声音称为"细小水泡音"，这是肺部发炎的重要体征。

除上面所说的一听外，还需看孩子有无咳、喘和呼吸困难等症状。一般来说，感冒和支气管炎引起的咳、喘多呈阵发性，不会出现呼吸困难。如果咳、喘较重，静止时呼吸频率增快，则病情严重，家长不可拖延。

看呼吸

不同年龄的孩子在安静时的呼吸次数是不同的。世界卫生组织提供了一个简单的诊断肺炎的标准：在患儿相对安静状态下数每分钟呼吸的次数，如果超出以下标准，则说明呼吸频率增快。

2个月以下婴儿	2～12个月婴儿	1～5岁小儿
≥60次/分	≥50次/分	≥40次/分

看精神

如果孩子出现发热、咳嗽的症状，且精神很好，患肺炎的可能性较小。相反，如果孩子精神状态不佳、口唇青紫、烦躁、哭闹或昏睡等，得肺炎的可能性就比较大。

不过在这儿要提醒注意的是，在患肺炎初期，孩子精神可能并无明显变化，也可能状态不佳，需要家长多加留心观察。

看食欲

患肺炎的孩子，食欲会明显下降，不吃东西，或一吃奶就哭闹不安。一些婴幼儿吃奶的时候，容易发生呛奶、吐奶等。

看发热

孩子患肺炎时，多有发热症状，体温多在38℃以上，并且持续时间较长，吃退烧药也只能使体温暂时下降，不久便又上升。而孩子感冒，虽然也会发热，但体温多数在38℃以下，持续时间较短，在服用退烧药后，效果也较为明显。

总之，在孩子出现发热、咳嗽时，家长切不可掉以轻心，应注意辨别孩子的症状，采取相应的对策，若拿捏不准，最好前往医院，询求专业医生的帮助。

肺炎初期饮食调养方与五不可

● 发现小儿肺炎一定要趁早治疗

"及时发现，趁早治疗"，这就是对待小儿肺炎的原则。令人遗憾的是，有一些家长，因工作或其他的一些事情，往往对孩子的健康有所忽略；有的则是缺乏应有的医学常识，不能正确地看待疾病，觉得孩子发热、咳嗽、感冒是再正常不过的事，只要多喝点白开水，吃一点退烧药或者感冒药就好了。但是，要提醒的是，对于任何一种病症，只有对症用药才能取得应有的效果。盲目地用药，或者是觉得小病不用在乎，往往是导致大病、重症的源头。在前面的章节中，已讲述了一位母亲因为疏忽，而致使孩子的病情加重的事例，足以让我们引以为戒。

既然如此，当发现自己的孩子不幸患上小儿肺炎，该怎么办呢？前往医院就诊，在按照医生的指导进行治疗的前提下，再选择药膳方来进行调理，便是正确的方法。

● 银菊芦根饮，最适宜小儿肺炎的早期调养方

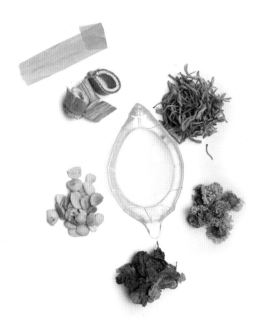

银菊芦根饮

（ 清热宣肺，化痰止咳，疏风解表 ）

食材： 金银花20克，菊花、冬桑叶、杏仁各10克，芦根80克，蜂蜜30克。

做法： 除蜂蜜外的药材加清水适量，煮沸后，文火煎煮5分钟左右，去渣取汁，加蜂蜜拌匀。

用法用量： 口服，分3次服完，每日1剂，连服3～5剂。

适用症状： 肺炎初起，发热而微恶风寒，头痛，咳嗽。

在中医看来，小儿肺炎，多是因为外感风邪，以至于影响到肺气的宣发，产生肺热所致。因而，孩子在肺炎初期，症状不怎么严重时，选择一些具有清除肺热作用的药膳方来调养，如银菊芦根饮，就有较为不错的疗效。

此药膳中，金银花一直以来就是中医中用来治疗温病发热、热毒血痢、痈疽疔毒等的清热解毒良药。在现代医学研究中，也证明了金银花中含有的绿原酸、木犀草素苷等药理活性成分，对溶血性链球菌、金黄色葡萄球菌等多种致病菌及上呼吸道感染致病病毒等有较强的抑制力，另外还可增强人体的免疫力，有消炎、解热等作用。我们熟知的家庭必备清火解毒的良品"金银花露"，就是采用蒸馏法从金银花中提取出来的。

之所以推荐孩子服用此药膳，就是因为金银花、菊花、冬桑叶等都有着滋阴润肺的功效，与小儿肺炎的病症刚好相对。

● 其他清除肺热食物推荐

除了上面的银菊芦根饮外，我们日常生活食用的食物，也有不少具有清肺热的功效。现简单列举几种常见的，以便家长选择让孩子食用。

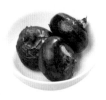

荸荠
化痰、清热，对热性咳嗽吐脓痰者尤为适宜。
鲜荸荠250克，洗净削去皮，用沸水烫一下，生吃。

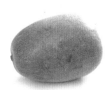

冬瓜
能消痰、清热。
宜煨汤食用。

丝瓜
清热化痰，对咳嗽痰多、痰稠色黄的热咳者尤为适宜。
可煎汤食，也可同豆腐配伍食用。

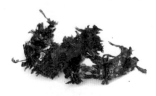

紫菜
化痰、软坚、清热。
可做汤食用。

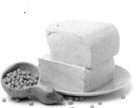

豆腐
清热润燥。
可选用豆腐1块，冰糖适量，加水煮熟后食用。

小儿肺炎饮食五不可

从上面的叙述中可以看出，小儿肺炎多与肺热相关。因此，在小儿肺炎初期，让孩子食用具有清除肺热功效的药膳以及食物，有一定的疗效。但是，要提醒注意的是，饮食可以清除肺热，也可能会导致肺热产生。

那么，在饮食上，要注意些什么，才能防止肺热的进一步产生，保护好孩子的肺呢？一般来说，要做到下面的五不可。

1 ▶ **不可多食高蛋白的食物**
蛋白质消耗体内水分，导致孩子体内水分不足

2 ▶ **不要多食多糖成分食物**
多糖成分有抑制白细胞杀菌的作用

3 ▶ **不可食辛辣食物**
辛辣食物刺激性比较大，容易化热伤津，导致阴虚发热

4 ▶ **不可食油腻味大的食物**
食物油腻厚味容易引起消化不良，使正常营养补充得不到满足，致使抵抗力下降

5 ▶ **不可食生冷之物**
中医认为"形寒饮冷伤肺"，会导致肺气失宣，不利于出汗解表

由此可见，孩子不幸得了小儿肺炎，要想尽快康复，作为家长真的需要多一份细心，多关注生活中的一些细节。

病后康复，需固本培元

● 药物治疗时要注重，不可忽略饮食调养

孩子患肺炎时服用药物，打一个不怎么确切的比方，就是采用武力的方式征伐引起疾病的邪毒。从某种程度上来说，这种"征伐"带有一定的破坏性。它的主要目的，只是将体内的那些病毒清除出去罢了。而在孩子生病的时候，体内的一些机能，尤其是肺脏的功能受到了损伤，要修复它，则需要相应的营养物质补充和调节。

由此可见，在给孩子服用药物的同时还应注重饮食调养。因为只有这样才能做到标本兼治，将病邪驱逐的同时让机体的功能得到恢复。这样做，孩子康复的速度不仅更快，疾病也不易复发。

● 猪肺杏仁萝卜煲的神奇功效

中医认为，小儿肺炎属于外感咳喘范围，主要由外邪犯肺引起肺气不能肃降，而发咳喘所致。说简单一些，就是孩子的肺脏因外邪的侵袭，功能失常。这也就告诉我们，在孩子得肺炎时，要注重肺的养护，恢复肺的生理机能。那么，对于小儿肺炎，如何才能做到标本兼治呢？在这儿，向家长推荐一款适用于小儿肺炎后气阴两伤，咳嗽痰少，口干心烦，低热的膳食调养方——猪肺杏仁萝卜煲。

此膳食方中的杏仁，其味苦，入肺经，并且有较好的疏利开通的性能，这注定了它在降肺气之中有着宣肺的功能。因此，一直以来就被视为止咳平喘的良药。而猪肺能补肺，用治肺虚咳嗽。由于方中的中药药材及食物多具有滋阴润肺的功效，不仅可以作为肺炎患儿的调养膳食，也可以作为孩子或者家人日常的养肺护肺方。

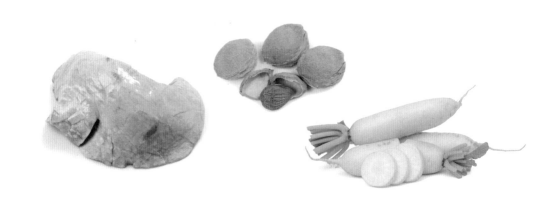

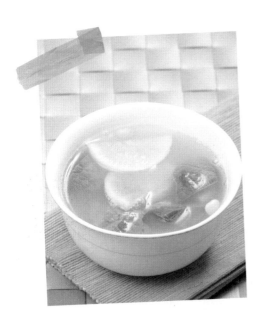

猪肺杏仁萝卜煲

（ 滋阴润肺，化痰止咳 ）

食材： 猪肺1具，杏仁50克，白萝卜1根，盐适量。

做法： 猪肺、白萝卜洗净，切块，同放砂锅中，武火煮沸，加杏仁转文火炖至烂后，加盐调味。

用法用量： 早晚各1次，分4次服用。

适用症状： 用于肺炎后气阴两伤，咳嗽痰少，口干心烦，低热的调理。

● 一定要确保孩子的呼吸道通畅

除用膳食方来提升孩子免疫力，巩固药物治疗的效果外，在小儿肺炎患者的日常护理中，妈妈们还应注意一点，那就是保持孩子的呼吸道通畅。

1 〉 及时清除呼吸道分泌物，鼓励患儿多饮水，防止痰液黏稠不易咳出；给予超声雾化吸入，以稀释痰液便于咳出，必要时吸痰

2 〉 遵医嘱给予祛痰剂，如复方甘草合剂、支气管解痉剂等

3 〉 穿衣盖被均不宜太厚，因为过热会使孩子烦躁而诱发气喘，加重呼吸困难

4 〉 经常更换患儿体位、轻拍背部以利分泌物排出，病情允许时可进行体位引流；婴儿宜常抱起，增加肺通气，改善呼吸

氧气是人体生命活动的第一需要，只有保持呼吸道的通畅，人才能顺畅地呼吸，让氧气进入肺部，转化为人体内可利用的血氧，完成气体交换。小儿肺炎患者，原本肺的生理功能受损，呼吸就困难，倘若呼吸道再出现问题，岂不是雪上加霜，严重影响机体功能的正常发挥，给健康带来更大的隐患。

推三关、揉小天心，
可帮助孩子赶走肺炎

对小儿肺炎患者，家长也可以采取推拿的方法进行调理。以下，就是针对常见的肺炎症状，取穴和按摩推拿的具体方法。

扫一扫，看视频

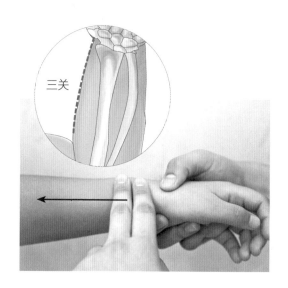

三关

推三关

通经活血，补虚散寒

【精准取穴】前臂桡侧，从肘部（曲池穴）至手腕根部成一条直线。

【操作方法】用拇指或食中二指自孩子腕部推向肘部100～300次。

【适用症状】气血虚弱、感冒、肺炎等。

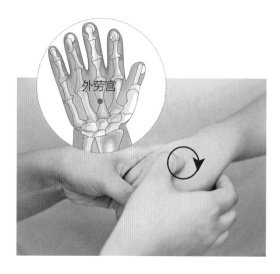

外劳宫

揉外劳宫

缓解孩子肺炎，排出寒湿

【精准取穴】手背中心，即手背与内劳宫相对处。

【操作方法】用拇指指端按揉孩子外劳宫100～300次。

【适用症状】感冒、肺炎、流口水等。

养好肺 孩子不咳嗽 不过敏

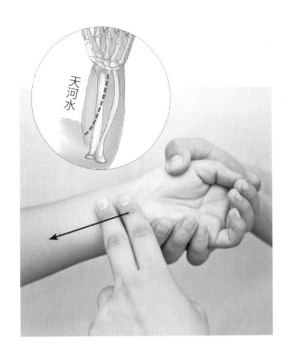

清天河水

【清热解表，泻火除烦】

【**精准取穴**】前臂正中，自腕至肘成一直线。

【**操作方法**】用食中二指自腕向肘直推天河水 100 ～ 300 次。

【**适用症状**】风热型肺炎。

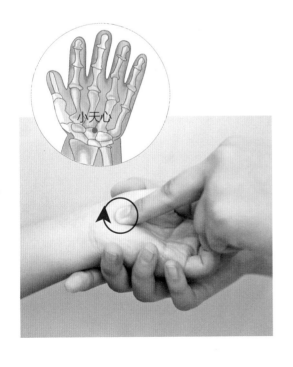

揉小天心

【清火、缓解痰热】

【**精准取穴**】手掌大小鱼际交界处的凹陷处。

【**操作方法**】用中指指端揉小天心 100 ～ 300 次。

【**适用症状**】痰热犯肺引起的小儿肺炎。

小儿肺炎，预防四注意 和护理四要点

● 日常生活的预防四注意

从前面所说的引起小儿肺炎的一些主要原因来看，防治小儿肺炎，可以从以下四个方面入手。

母亲在怀孕期间就要做好预防

在前面已经提到，婴幼儿染上肺炎，有一种情况是，母亲在怀孕期间感染了某些病毒或细菌，通过血液循环进入胎盘，导致胎儿患上肺炎。由此可见，母亲从怀孕期间就开始预防，做好孕期保健，在一定程度上能降低孩子患上肺炎的概率。

及时接种肺炎疫苗

接种肺炎疫苗，是防止小儿肺炎可选择的一种方法。现在的肺炎疫苗属于二类疫苗，需要自费自愿接种，但是通过注射肺炎链球菌疫苗和 B 型流感嗜血杆菌疫苗，能在很大程度上避免肺炎死亡及肺炎并发症的发生。

督促孩子加强体育锻炼

让孩子多参加一些体育运动，进行体育锻炼，可以增强孩子体质，提高孩子的免疫力，预防感冒等呼吸道疾病。很多体育运动，如跑步、球类等，就是不错的选择，可根据孩子的实际年龄进行选择。

严防呼吸道疾病传染

为了预防孩子患上小儿肺炎，妈妈还应让孩子避免接触呼吸道感染的患者。尤其是在流感或其他呼吸道感染性疾病流行时，更应积极预防。对于年龄稍大、在群体生活的学龄前儿童来说，一旦周围患者增多，妈妈就要减少孩子出门，不要让孩子去人多的地方。

需要提醒注意的是，孩子在患病期间要注意隔离，这样从某种程度上来说，可以防止细菌以及病毒的再次侵害，使疾病尽快痊愈。

● 护理时的四要点

当孩子不幸患上肺炎，妈妈们在日常的护理中，应注意到以下四点。

在进食的时候要做到少食多餐，防止呛咳

伴有高热，是小儿肺炎患者的一个主要特点，此时孩子因为患病而胃口差，不怎么愿意吃东西。妈妈应该给孩子准备一些营养丰富、清淡、易消化的流质，如人乳、牛乳、米汤、蛋花汤、菜汤、果汁等，或半流质饮食，如稀饭、面条等。

当然，妈妈也不要急着给孩子补充营养，让孩子一次性吃很多，而是要少食多餐，否则，吃得过饱，会加重肠胃负担，对呼吸带来影响。要知道，小儿肺炎患者，大多会有呼吸困难的症状。

除此之外，因为小儿肺炎患者多伴有咳喘，所以，在孩子进食时，妈妈应多一份细心、多一份耐心，以防止因咳喘带来呛咳引起窒息。这一点对护理处在哺乳期的患儿来说，更为重要。

为防止婴幼儿咳喘呛奶，妈妈可在奶中加婴儿米粉，使奶变稠；并且在孩子每吃一会儿奶时，将奶嘴拔出，让孩子休息一会儿再喂，或者是用小勺慢慢喂食。

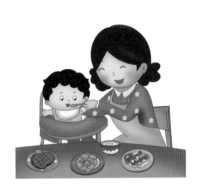

小儿发热时食欲下降，此时宜以流食为主。当体温下降、食欲好转后，再改为半流质饮食或软食。

注意室内环境的维护

保持环境舒适与室内空气新鲜、洁净，温度、湿度适宜（温度 20 ~ 24℃，湿度 50% ~ 60%）。保持室内空气流通，若是寒冷季节建议每日开窗通风 2 次，每次 15 ~ 30 分钟，但应避免对流风。为减少室内病毒和细菌含量，可用食醋对居室空气进行熏蒸消毒。

出现高热时需要物理降温

当肺炎患儿体温达 38.5℃时，除松解衣被和多喝水外，还可以为肺炎患儿进行物理降温，具体操作如下：

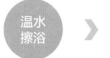

温水擦浴 ➤ 用 35～37℃ 的温水沾湿毛巾给宝宝擦浴。注意水不要过热，否则容易引起全身血管扩张，增加耗氧，导致机体缺血缺氧，加重病情

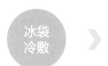

冰袋冷敷 ➤ 可用化学冰袋放冰箱冷冻，由凝胶状态变成固体后取出，用毛巾包上敷在宝宝头顶、前额、颈部、腋下、腹股沟等处。也可用一次性医用硅胶手套装水打结放冷冻柜，冻成固体后取用

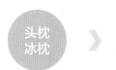

头枕冰枕 ➤ 可去医院买冰袋（不是热水袋），把冰块倒入盆里，敲成小块，用水冲去棱角，装入冰袋；加入 50～100 毫升水，不要装满，2/3 满就可以，排净空气，夹紧袋口；包上布或毛巾放在宝宝头颈下当枕头，待冰块融化可更换

降温后半小时注意测量宝宝的体温，观察降温情况，防止虚脱现象。

尤其要注意夜间的护理，保持皮肤、口腔的清洁。尤其是多汗的肺炎患儿要及时更换潮湿的衣服，并用毛巾把汗液擦干，这对皮肤散热及抵抗病菌有好处。随时保持床单柔软、平整、干燥、无碎渣。

愈后谨防复发

很多妈妈在孩子肺炎症状好转后，觉得孩子都好了，也就不会像以前那样用心。其实，在症状减轻之后，妈妈更不可掉以轻心。因为，此时是小儿肺炎极易复发的时期，稍不留意，就可能会导致复发，甚至是原有病情加重。

为了预防类似的事情发生，在这儿建议，孩子肺炎症状好转后，应根据具体的情况，选择饮食调养，如服用前面所说的猪肺杏仁萝卜汤等具有滋阴润肺作用的膳食方，用来养护孩子的肺脏，巩固治疗效果。

除此之外，还要注意保暖防寒以及远离呼吸道感染病的人群，谨防上呼吸道感染。因为这些也是诱发小儿肺炎的重要因素。

Q 孩子得了过敏性肺炎怎么办？

小儿过敏性肺炎，是一些微粒过敏原经由孩子的呼吸道进入肺泡及支气管后，引起的一种过敏反应性疾病。因为导致过敏性肺炎的过敏原多为放射线菌或真菌，所以过敏性肺炎又被称为外源性变态反应性肺泡炎。

常见治疗方式

对于小儿过敏性肺炎，医生采取的治疗方法可分为一般性治疗和激素治疗。

一般性治疗

立即让患儿脱离致敏环境，避免与过敏原接触。

急性病例，常在卧床休息和支持疗法后缓解。

不宜用脱敏疗法，注射抗原可能导致全身性血管炎或血清病。

激素治疗

如肺部病变广泛，可用激素治疗，如泼尼松。

连续 1 ~ 2 个月可使症状消失。治疗 2 ~ 6 个月可防止肺纤维化发生。

饮食禁忌

除了上面的治疗方法外，正确饮食也非常重要。如果孩子患有过敏性肺炎，一定注意以下的饮食禁忌。

慎食高蛋白饮食

因为小孩进食蛋白质过多，排出尿素也会相对增多。所以肺炎引发高热、脱水的患儿，应忌食高蛋白饮食，疾病后期可适当补充，以增强体质。

最好不要吃油

辛辣油腻的食物，会影响消化功能，导致孩子生长发育所需的必要营养得不到及时补充，从而使抗病力降低。因此，应少吃此类食物，避免加重病情。

禁食生冷食物

西瓜、冰激凌、加冰果汁、冷饮、香蕉、梨等生冷食物，容易使机体阳气受损而无力抗邪，疾病也难痊愈，故应忌食，特别对有消化不良的患儿更应禁忌。

其他注意事项

要想让孩子远离过敏性肺炎的痛苦，在平时还应当注意以下几点。

1 **避免化学类刺激**

日常生活中的洗涤用品、漂白剂、肥皂、清洁剂、化妆品等，就属于此类。孩子患上过敏性肺炎，很有可能是因为接触了这类物品，受到刺激所致

2 **远离物理类刺激**

如抓痒、出汗、合成纤维、粗糙纤维、酸性食品、感染等，都属于此类。有过敏性肺炎病史的孩子，常常会出现瘙痒症状，而经常抓痒会给皮肤带来伤害，即有可能会引发二次感染

3 **注意气候、温差的变化**

过敏性肺炎患儿，一般在冬天会病情恶化，夏天好转。为什么会这样呢？原因在于，冬天气候干燥，容易使皮肤干燥而使过敏性肺炎恶化。而患有过敏性肺炎的孩子，他们的皮肤适应能力相较于一般孩子来说较弱，一旦温度、湿度变化较为急剧，就有可能使病情恶化

4 **避免接触过敏原**

一般来说，灰尘、螨虫是诱发过敏性肺炎的元凶，是主要的过敏原，除此之外还有很多其他过敏原，想要让孩子远离过敏性肺炎所带来的痛苦，就应当尽量找到过敏原，并让孩子远离过敏原

第6章

告别小儿支气管炎，养阴清肺是关键

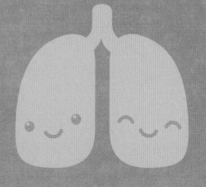

止咳祛痰，
小儿支气管炎的防治重点

● 小儿支气管炎的主要症状

一般来说，小儿支气管炎多为急性支气管炎，是婴幼儿时期发病较多、较重的一种疾病。从发病的时间段来看，此疾病一年四季均可发生，尤以冬春季较多见。从患者年龄阶段来看，患者多为 1 岁以下的孩子，尤其以 6 个月以下的孩子居多。因为此疾病常伴有或继发于上、下呼吸道感染，并且是麻疹、百日咳及其他急性传染病的一种表现，所以常常被误诊。

那么，如何才能知道孩子是不是染上了小儿支气管炎呢？我们不妨一同来看看，这种疾病的主要症状有哪些。

咳嗽	体温变化	不同年龄症状	其他症状
初期为单声干咳，或咳出少量黏液痰，随病情发展咳嗽加剧，痰呈黏性浓痰	可高可低，但多为低热，也有宝宝体温可以达到 38 ~ 39 ℃，持续数天，或持续 2 ~ 3 周	**年长儿：** 全身症状较轻，多见头痛、疲乏、食欲不振 **婴幼儿：** 除上述症状外还会出现呕吐、腹泻等消化道症状	咽部多有充血，肺部呼吸音粗，或有干湿啰音。其性质及部位常有变化

以上就是小儿急性支气管炎的主要症状。如果孩子有上述的某种症状，妈妈就要注意了，因为，你的孩子可能患有支气管炎。

从上面的症状中，也可以看出咳嗽以及嗓子眼里面有浓痰，是小儿急性支气管炎的主要症状之一，一些肺炎患儿，就是因此而备受折磨，痛苦不堪。看到自己的孩子这样，相信没有哪一位作父母的不会心痛。而从医学的角度来讲，孩子的这种咳嗽以及嗓子眼里有浓痰，不仅严重危害着他们的身体健康，甚至有可能会危及生命。因此，对于小儿支气炎，首先要做的就是止咳祛痰。

● 由风寒引起的小儿支气管炎，宜用杏苏散加味

中医认为，小儿支气管炎属风温病的范畴，为外感咳嗽，因致病的因素不同，又分为风寒咳嗽、风热咳嗽。如孩子患有急性支气管炎时，其症状为咳频，痰清稀，流清涕，恶寒无汗，发热头痛，喉痒，声重或全身疾痛，舌苔薄白，质淡，就属于风寒型咳嗽，用杏苏散加味，就能达到很好的止咳祛痰功效。

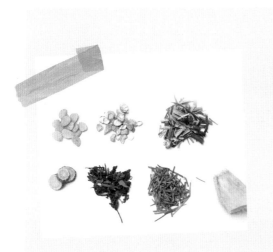

杏苏散加味

（ 疏风散寒，宣肺止咳化痰 ）

方剂组成： 杏仁、半夏、荆芥各6克，前胡、苏叶各10克，麻黄3克，生姜3片。

用法用量： 水煎服，每日2次，每日1剂。

有一位3岁男童，一周前患感冒，继发咳嗽，在某医院经静脉滴注抗生素数日，症状不但不减，反而加剧。转诊中医，症见咳嗽气急，频咳不断，声哑频闷，精神困顿，目睛不慧，大便三日未行，小便亦少，舌质稍红，苔厚，指纹浮紫。经辨为外感风寒，肺气不宣，治以疏风散寒、宣肺止咳。采用上述的杏苏散加味，服用2剂后咳嗽顿减，症状明显好转。

小儿患有急性支气管炎，经中医诊断为由风寒引起时，多会采用此方剂来治疗。临床结果显示，其疗效较为显著。

我们都知道，中药汤剂的味道不好闻，而且还苦。就是因为如此，大多数孩子会有一种抗拒的心理，不肯服用。那么，此时该怎么办呢？

一些家长可能会采取一些粗暴的方式，如采取捏着鼻子让孩子不得不把嘴张开，趁机将药喂下去；或者是威胁孩子，说什么不喝会怎么样……像这样，带有强迫性质让孩子服用中药，是相当危险的。想想看，急性支气管炎患儿本就咳嗽，当情绪激动后，咳嗽得就更为厉害了，此时将药物喂下去，可能会呛到。

可能有家长会说，孩子不肯喝，难道就算了，如果真的这样的话，病什么时候才能好呢。其实，给孩子喂药，并不需要强迫。妈妈可以选择在孩子心情好、情绪稳定的时候进行；当孩子有所抗拒时，循序诱导，让他们知道喝了药后，就不会再咳嗽、难受了，孩子多会配合。

一般来说，年龄较大一些的孩子会很容易接受，并顺利地将药喝下去的。

● 因风热引起的小儿支气管炎，宜服用温胆汤加味

当孩子的主要症状为发热，头痛，咳嗽声重，痰黄、黏稠难咳，口渴咽痛，微汗，舌质红，苔薄黄时，就是风热咳嗽，不妨试试温胆汤加味。

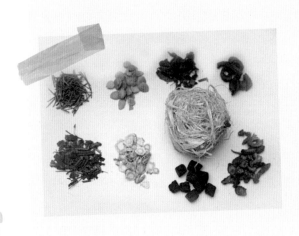

温胆汤加味

（ 疏风清热，宣肺止咳 ）

方剂组成： 麻黄2克，苦杏仁3克，苏子6克，桑白皮9克，竹茹15克，鱼腥草15克，桔梗6克，胆星3克，黄芩6克。

用法用量： 水煎服，每日2次。

当然，也可以让孩子服用一些中成药，如川贝枇杷膏和止咳糖浆等。不过在这儿要提醒的是，如果发现孩子患支气管炎，咳嗽逐渐加重，体温持续升高，应该及时到医院就诊，并通过医生的听诊及胸部 X 线拍片，以明确是否患了肺炎。因为小儿患支气管炎，炎症没能得到及时控制，就有可能会导致肺炎。

急、慢性小儿支气管炎，试试外敷神阙穴

对孩子来说，过多地服用药物并不是什么好事，尤其是一些抗生素类药物，服用过多，容易产生耐药性，导致机体对疾病的抵抗力下降。因此，对于支气管炎患儿，除去服用药物外，可采用外贴的方法进行治疗。

● 白果麻黄主治小儿急性支气管炎

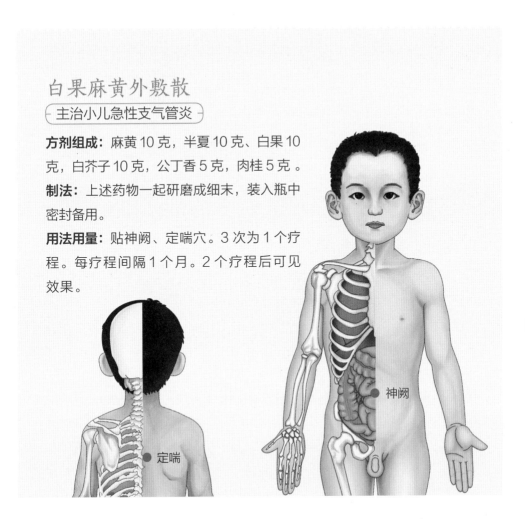

白果麻黄外敷散

主治小儿急性支气管炎

方剂组成： 麻黄 10 克，半夏 10 克、白果 10 克，白芥子 10 克，公丁香 5 克，肉桂 5 克。

制法： 上述药物一起研磨成细末，装入瓶中密封备用。

用法用量： 贴神阙、定喘穴。3 次为 1 个疗程。每疗程间隔 1 个月。2 个疗程后可见效果。

定喘

神阙

● 硫磺甘草，有效针对小儿慢性支气管炎

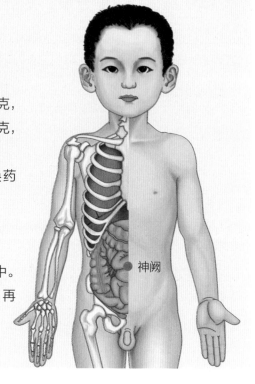

硫磺甘草敷贴散

— 适用于小儿慢性支气管炎咳嗽 —

方剂组成： 硫磺粉 50 克，甘草 50 克，白芍 20 克，白术 20 克，白矾 10 克，热参总碱 150 克。

用法用量： 贴神阙穴，5 ~ 7 天换药 1 次。

步骤：

1. 先用温水清洗脐部，然后擦干。

2. 取备用的药末 200 毫克敷于脐窝中。

3. 盖以软纸片，用药棉轻轻压紧，再用胶布固定。

神阙

● 为什么要敷贴神阙穴

以上两种敷贴法所取的穴位皆以神阙穴为主。

神阙，就是肚脐眼儿，属于人体的要穴，为任脉上的阳穴。

在中医经络学中，经常将神阙与督脉上的阳穴命门穴放在一起讲，认为它们是人体生命能源的所在。并认为，通过锻炼神阙，可调节人体的百脉气血，有启动人体胎息，恢复先天真息的作用。

什么意思呢？说简单一些，就是通过刺激神阙穴可调节人体的生理机能，增强人对疾病的免疫和自愈力。

对支气管炎患儿来说，采用中药散剂敷贴此处，效用比较好。更为重要的是，还规避了打针吃药所带来的负面影响，是一种安全、绿色的疗法。

推拿按摩通肺经，
缓解症状肺轻松

扫一扫，看视频

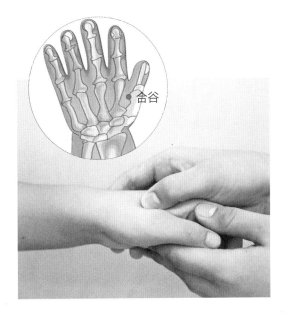

合谷

拿合谷

(缓解发热和小儿支气管炎)

【精准取穴】位于虎口，第1、第2掌骨间凹陷处。

【操作方法】用拇食二指指腹相对用力拿捏孩子合谷穴20次。

【适用症状】外感发热、支气炎。

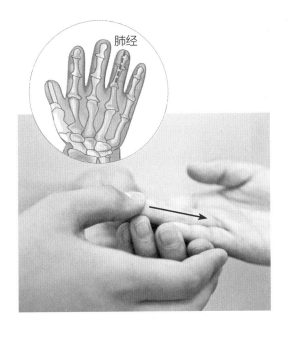

肺经

补肺经

(补益肺气，化痰止咳)

【精准取穴】无名指掌面指尖到指根成一直线。

【操作方法】用拇指指腹从孩子无名指尖向指根方向直推肺经100次。

【适用症状】感冒、发热、咳嗽、气喘等。

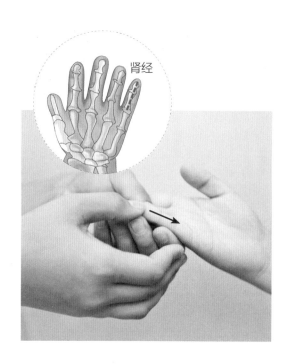

补肾经

- 补肾益脑，强身健体 -

【精准取穴】小指掌面指尖到指根成一直线。

【操作方法】用拇指指腹从孩子小指尖向指根方向直推肾经100～200次。

【适用症状】抵御风寒对孩子身体的侵袭。

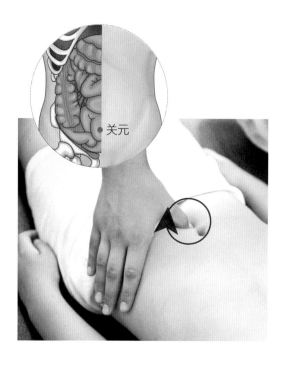

按揉关元

- 补肾固本，祛寒平喘 -

【精准取穴】脐下3寸的腹部正中线上。

【操作方法】用拇指按揉孩子关元穴50次。

【适用症状】小儿支气管炎引起的哮喘。

保温、保湿，祛痰，
支气管炎患儿护理的三大要点

对患上支气管炎的孩子，除了对症用药之外，患病期间的护理也极其重要。可以这么说，有效的护理，不但能够减轻患儿因咳嗽、发热等症状所带来的痛苦，还有助于孩子的康复进程。

那么，支气管炎患儿应如何护理呢？保湿、保暖，祛痰，就是在护理支气管炎患儿时，所应遵循的三大要点。

● 要点一：保暖

在前面已说过，小儿支气管炎，在中医属风温病的范畴，为外感咳嗽。这也就是说，小儿支气管炎，多由风邪入体，伤及到肺脏，引起肺脏的功能失调所致。这也更进一步说明了，在孩子患支气管炎的时候，应当注重保暖，防止外邪入侵。

令人遗憾的是，由于发热是小儿肺炎的主要症状之一。一些妈妈在看到孩子发热的时候，会采取一些过激、并不科学的做法，即在夏季开空调开得过冷，冬天寒冷不开暖气。

殊不知，"万病从寒起"，外邪往往会因此乘虚而入，致使原有症状加重。而从现代医学角度来说，寒冷的刺激，可降低支气管黏膜局部的抵抗力，加重孩子的病情。所以，在护理支气管炎患儿的时候，要随气温变化及时给患儿增减衣物，尤其是睡眠时要给患儿盖好被子，使体温保持在 36.5℃以上。

● 要点二：保湿

保湿，说白了，就是要保持室内空气的相对湿润，以及及时给小儿补充水分。这样做的目的，就是为了防止孩子过度发热，并且帮助孩子祛痰。

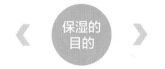

祛痰
痰液会因为黏稠而不易咳出，黏痰更容易堵塞气管，造成继发细菌感染和呼吸困难

保湿的
目的

防止发热
支气管炎往往有不同程度的发热症状，导致体内水分蒸发较大，不及时补充水分，可能会造成脱水

当看完上面的图解后，相信妈妈们知道了保湿的重要性。那么，在护理时，妈妈们具体该怎么做呢？

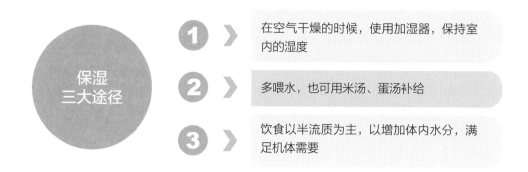

保湿
三大途径

1 在空气干燥的时候，使用加湿器，保持室内的湿度

2 多喂水，也可用米汤、蛋汤补给

3 饮食以半流质为主，以增加体内水分，满足机体需要

以上就是保湿的三条主要途径。

● 要点三：祛痰

多痰，是小儿支气管炎的一个主要特征。而对于孩子来说，并不可能很顺利地将痰液排出。当痰液无法顺利排出，很容易堵塞气管，继而引起细菌感染和呼吸困难，甚至危及到患儿的性命。由此可见，在护理支气管炎患儿时，一定要注重孩子排痰。那么，如何帮助孩子祛痰呢？除了保持应有的"湿度"外，还有以下两种方法。

雾化吸入法

这种方法适用于年龄较大的患儿，具体方法在后面有叙述，此处不再赘述。

拍打法

这种方法对于不同年龄阶段的孩子都可以采用。具体的操作方法是，五指并拢，掌心凹起，当孩子咳嗽时，由下向上拍打。如果是婴幼儿的话，最好让孩子保持半卧的姿势，更有利于痰液排除。

● 其他注意事项

至于小儿支气管炎时出现的发热症状，如果体温在 38.5℃以下，多喝水，补充水分就够了，一般无须退热。如果体温高，年龄较大儿童还可以采用物理降温法，如用冷毛巾头部湿敷或用温水擦澡，不过此种方法并不适用于婴幼儿。

知晓诱发原因，
防止小儿支气管炎从源头做起

● 孩子为什么容易患支气管炎

前面已说过小儿支气管炎，在中医中为外感咳嗽，多为外邪侵入机体，袭扰肺脏。小孩子容易得支气管炎，是由于脏腑发育不成熟，对邪毒的抵御力较弱。也就是说，要想防御小儿支气管炎，就得养护好孩子的肺脏。为了进一步预防小儿支气管炎，让孩子远离这一疾病，以下就从生理解剖特点来看看小儿支气管炎为什么会"青睐"孩子。

小儿支气管炎高发与生理解剖特点

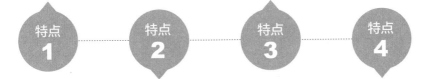

鼻和鼻腔相对短小，无鼻毛，后鼻道狭窄，鼻窦不发达，上呼吸道调节温度和清除异物的作用较差

气管—支气管管腔相对狭窄，气管呈漏斗状，软骨柔软，缺乏弹力组织，使炎症易扩散

特点 **1**　特点 **2**　特点 **3**　特点 **4**

鼻咽黏膜柔嫩，血管丰富，故易受感染，并向下蔓延

气管—支气管黏膜血运丰富，但腺体分泌不足，黏膜较干燥，黏膜纤毛运动差，不能很好排出病原微生物及黏液

● 宝宝患急性支气管炎的常见原因

接下来，我们再一同看看引起小儿支气管炎的原因。一般来说，小儿支气管炎是由物理化学刺激或过敏引起的气管、支气管黏膜急性炎症。其致病病因总结如下：

① 基础疾病

婴幼儿时期的某些疾病，如营养不良、贫血、缺钙、变态反应（过敏反应）以及慢性鼻炎、咽炎等，皆可成为本病的诱发因素，都可能造成宝宝免疫功能低下

② 感染

引起上呼吸道炎症的病毒或细菌都可能成为支气管炎的病原体。常见病毒有鼻病毒、呼吸道合胞病毒、流感病毒、副流感病毒以及风疹病毒等。细菌以肺炎链球菌、葡萄球菌、流感杆菌、百日咳杆菌最多见

③ 物理—化学因素

冷空气、粉尘、刺激性气体或烟雾（如氨气、氯气、二氧化硫）的吸入，特别要指出的是被动吸烟，如二手烟、三手烟（附着在吸烟者的口腔、体表或衣物等处）的吸入，都可引起宝宝气管—支气管黏膜的急性炎症

④ 过敏因素

如花粉、有机粉尘、真菌孢子等的吸入，还有钩虫、蛔虫的幼虫在肺内移行，或对细菌蛋白质过敏，都会引起气管—支气管的过敏反应，也可导致急性支气管炎

养好肺 孩子不咳嗽 不过敏

小儿支气管炎的防治之道

由此可见，妈妈只需要在日常生活中多加注意，便能有效降低小儿支气管炎的发病率，让孩子离支气管炎远一些。

那么，在实际的日常生活中，妈妈应该怎么做呢？

一般来说，要注意到以下几点，就能做到有效防止。

按时接种疫苗，预防上呼吸道感染

我们已经知道流感病毒、风疹病毒、肺炎链球菌和百日咳杆菌等常见病原体，会引起上呼吸道感染，诱发小儿支气管炎。因此，妈妈要酌情做好流感疫苗、麻风腮疫苗（麻疹、风疹、腮腺炎）、肺炎球菌疫苗以及白百破疫苗（白喉、百日咳、破伤风）等的预防接种。

积极发现并治疗与本病相关的基础疾病

中医儿科认为小儿发病容易，变化迅速，小儿生病早1个小时服药与晚1个小时服药，所出现的结果是完全不一样的。因而妈妈要在生活中对孩子多加注意，一旦发现身体不适、生病了，就应当及时治疗，并在患病期间做好护理，以免延误病情，继而引发小儿支气管炎。

在这儿，尤其要提到的是感冒。当孩子得感冒后，妈妈千万不可耽误，要一次性治愈，不要半途而废，以免留下隐患。有一些孩子在感冒后出现扁桃体肿大或咳嗽（支气管炎），就是因为没有一次性治愈，以至于以后得了感冒就容易出现扁桃体肿大或咳嗽，并很难彻底治愈，时间一久，就会转成慢性扁桃体炎和慢性支气管炎。

防止吸入理化和过敏物质

让孩子尽量远离粉尘、刺激性气体或烟雾、花粉、真菌孢子等，以及脱离过冷的空气环境，以免对呼吸道产生刺激，引起过敏性支气管炎。

强化平时饮食

即在平时，妈妈让孩子多食用一些具有健脾、益肺、补肾、理气、化痰的食物，如动物肺脏及枇杷、橘子、梨、百合、红枣、莲子、杏仁、核桃、蜂蜜等。

● 小儿支气管炎食疗方

川贝炖梨

-（ 化痰止咳，清肺利咽 ）-

食材： 川贝5克，雪梨1个，冰糖适量。

做法：

将雪梨洗净，从顶部切下梨盖，再用勺子将梨心挖掉，中间加入川贝粉和几粒冰糖。用切好的梨盖将梨盖好，拿几根牙签从上往下固定住；将梨放在大碗里，加水，放锅中炖15分钟左右即可。

适合年龄： 2岁以上。

莲子百合鸡蛋羹

-（ 止咳平喘，润肺祛痰 ）-

食材： 莲子20克，干百合10克，鸡蛋1个，白糖适量。

做法：

将莲子与百合同放在砂锅内，加适量清水，小火煮至莲子肉烂。加入鸡蛋液搅匀成蛋花，加白糖调匀即可。

适合年龄： 1岁以上。

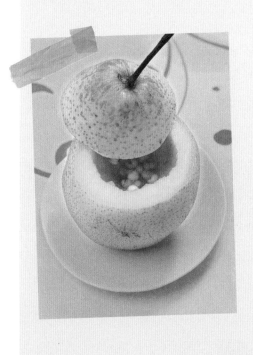

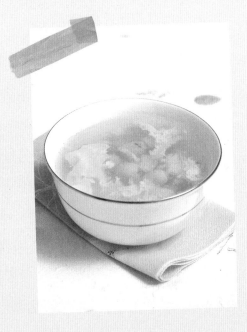

怎样通过雾化吸入治疗孩子呼吸道问题?

雾化吸入是利用机械原理将药物变成雾状,通过呼吸进行呼吸道局部治疗的方法。在治疗孩子咳嗽、哮喘等呼吸道问题时,口服药会有效果,但较缓慢。如果采用雾化吸入治疗,效果不仅明显,而且能够缩短孩子康复的时间。常见的雾化吸入药物如下表所示。

药物种类	治疗的病征	药物名称
糖皮质激素	用于治疗支气管哮喘、毛细支气管炎、急性喉气管支气管炎、支气管肺发育不良、闭塞性细支气管炎等	布地奈德混悬液
支气管舒张剂	用于闭塞性细支气管炎喘息的治疗	沙丁胺醇
黏液溶解剂	用于哮喘急性发作或支原体肺炎	乙酰半胱氨酸

虽说雾化吸入治疗呼吸道系统疾病的效果不错,但是在使用的过程中仍然要有所注意。

使用前

慎选雾化机

不同雾化药物应该选择不同类型的雾化机,比如咽炎、扁桃体炎等,可以用超声雾化机;支气管炎、哮喘等,选择压缩空气雾化机更适合。另外,雾化器的雾粒大小和质量将直接影响治疗效果,应选择正规厂家的品牌。

选择对治疗时间

在雾化吸入前后半小时内不宜进食,避免雾化吸入过程中气雾刺激气道,引起呕吐。

使用中

保证孩子轻松呼吸

雾化治疗时，孩子最好能采取轻松直立的坐姿，让其平静呼吸，无须做特殊的配合。

注意孩子的反应

在雾化吸入时，出现一些情况应该及时停止，如患儿频繁咳嗽，则应暂停吸入，待呼吸平稳后再开始吸入。

控制好时长

一般来说，时间控制在 10 ~ 15 分钟最为适宜。

使用后

及时擦干净口鼻部残留的雾珠

虽然不少医学专家指出，雾化吸入后残留雾滴所导致的皮肤损伤很轻微，危害也很小，但是并不代表不会带来损伤，尤其是对孩子来说，面部皮肤薄且血管丰富，很容易吸收残留的药液，引起药物不良反应。因此，在每次雾化吸入后，妈妈都不要忘记用拧干的湿毛巾，轻轻地擦干小儿面部及口鼻部分残留的药液湿气。

清洗雾化器

在使用完后，雾化器要及时清洁，最好是用热水烫洗，晾干后再使用。这样做，可以避免药物残留，滋生细菌，以及影响到下一次使用的安全性。

第7章

孩子不哮喘的秘密，在于肺的肃降功能强健

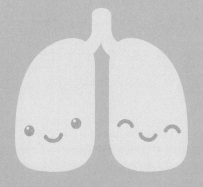

小儿哮喘不能拖，愈早治疗愈好

● 孩子反复咳嗽，要小心是哮喘

哮喘，在中医上归于喘门，其发病的原因，在内为痰饮内伏，与肺、脾、肾有关；在外多为感受外邪，接触异气。因为，在哮喘开始时，跟感冒的症状极为相似，会出现发热、咳嗽，接着才会出现喘息、呼吸困难。所以，哮喘常常会与呼吸道感染、支气管炎或肺炎混淆。

哮喘的症状虽然跟感冒、支气管炎等呼吸道疾病的病因及症状颇为相似，但是对于孩子身体所带来的伤害以及影响却大不相同。对于孩子偶然出现咳嗽或喘息，如果不加以重视，一次发作，甚至可能会危及到孩子的生命。

在这儿要提醒注意的是，当孩子出现反复咳嗽，一定要警惕，应该考虑孩子是不是染上了小儿哮喘。世界卫生组织在 2003 年修订婴幼儿哮喘诊断标准时，就认为：如果孩子反复感冒发展为下呼吸道感染，持续 10 天以上，或使用抗哮喘药物治疗后未见好转，就有可能是染上了哮喘。

一般来说，当孩子出现下列症状时，就应该考虑是不是患上了哮喘。

1

出现感冒等症状，超过 10 天不见好

2

晚间和运动后咳嗽加剧，胸闷、发憋，有的可在胸部听到笛音样喘息声

3

咳嗽持续 1 个月以上，但孩子没有出现发热症状，且精神状态不错，到医院检查血象不高，胸片正常（有时肺纹理多）

当孩子出现上述症状，为了确保孩子健康，就应采取相应的方法予以确诊了。

感冒还是哮喘一定要分清

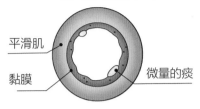

支气管（正常）

平滑肌
黏膜
微量的痰

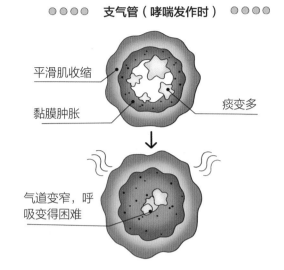

支气管（哮喘发作时）

平滑肌收缩
黏膜肿胀
痰变多

气道变窄，呼吸变得困难

因为咳嗽往往是感冒较为显著的症状，而哮喘也会常常出现咳嗽，所以，不少人会把孩子的哮喘看成是感冒，以至于错过了最好的治疗时机，不但给孩子平添了许多痛楚，也给孩子的身体健康带来了巨大的隐患。实质上，感冒和哮喘是有区别的，倘若能了解到这一点，当孩子出现咳嗽，或者是类似感冒的症状时，就能做到初步的辨别，就能为孩子的健康成长增添一份保障。

哮喘不仅仅会咳嗽，还会有呼吸困难，发出呼噜声的表现

这是感冒与哮喘两者之间较为显著的区别之一。之所以如此，是因为哮喘会导致支气管发生炎症，引起平滑肌收缩、黏膜肿胀、支气管变窄等现象，并且痰也会变多。以致患儿会在呼吸时变得困难，并发出咻咻声、呼噜声。如果孩子在出现咳嗽或者类似感冒症状时，连续听到 3 次类似声音，就应该是哮喘了。

出现干咳时，使用支气管扩张剂很有效

或许，有的家长会觉得不解，因为他们带孩子前往医院检查，孩子虽然咳嗽（干咳），并没有上面所说的声音出现，却仍然被诊断为哮喘——咳嗽变异性哮喘。这又是怎么回事呢？之所以得出这样的结论，是因为孩子在使用支气管扩张剂的时候效果十分显著。

由此可见，当孩子出现咳嗽或者感冒症状，跟孩子待在一起的妈妈们一定要有所注意，不要因为自己的粗心大意而让孩子的身体健康受到伤害。

● 初步判断小儿哮喘的方法

为了进一步判断孩子是不是哮喘，妈妈们还应该从以下五个方面进行判断。

1 ▶ 患儿反复发作喘息、气急、胸闷或咳嗽

2 ▶ 发作时，在双肺可闻及散在或弥漫性、以呼气声为主的哮鸣音，呼气相延长

3 ▶ 上述症状和体征可经治疗缓解或自行缓解

4 ▶ 其他疾病所引起的喘息、气急、胸闷和咳嗽

5 ▶ 临床表现不典型者，如无明显喘息或体征，做支气管激发试验或运动激发试验阳性者

倘若发现孩子符合 1 ~ 4 条或 4、5 条，孩子即有可能患上了哮喘，应去医院看哮喘专科，或者变态反应专科，做血液、皮肤特殊过敏原检测及肺功能检查，为确诊做准备。

● 小儿哮喘不同类型的规范治疗原则

对于小儿哮喘，一些妈妈会认为，孩子的哮喘症状会随着年龄的增长而减轻，孩子长大了就自然会好。这是一种错误的认知。因为，哮喘是一种慢性气道炎症疾病，存在反复发作的可能，治疗是一场持久战；还有的是相对于过敏性哮喘来说，这是一种过敏性疾病，目前还没有完全根治的方法。也就是因为如此，当孩子不幸染上哮喘，就应当早发现早治疗，并且采取科学而规范的治疗方法。

尚未确诊的患儿	可疑的患儿
只是出现一两次喘息症状，可使用药物控制半个月到 1 个月，使病情稳定，避免再次发作	被诊断为可疑哮喘或者过敏性咳嗽的患儿，应先用药控制 3 个月左右，然后再停药观察

被确诊的患儿，则需长期用药，并逐渐调整减少用量，直到最小用药剂量能够维持患儿半年到 1 年不再发作，才能够考虑停药

相对于过敏性哮喘的患儿，越早治疗效果越好。标准化脱敏治疗，是目前唯一的对因治疗方法，疗程多为 3 年

上述就是小儿哮喘的规范整体治疗原则，妈妈有所了解，会对哮喘儿治疗和护理有一定助益。

● 孩子哮喘急性发作时的应对之策

小儿哮喘急性发作的频率很高，如果不能及时发现，并采取相应的对策，就有可能损害孩子健康。一旦孩子突然间出现憋气、缺氧、痰咳不出，因而坐卧不安、烦躁不安时，就极有可能是哮喘急性发作。

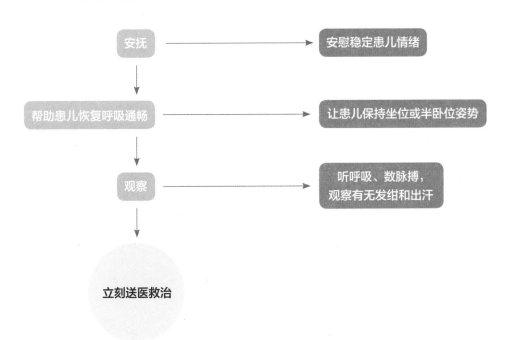

此时，妈妈首要的任务是安抚患儿，可让患儿采取坐位或半卧位，以减少胸部呼吸肌的阻力，从而使呼吸通畅；而后仔细观察病情变化，注意每分钟呼吸次数及脉搏数和节律，有无发绀和出汗，并立即送往医院。

贴耳穴、背部和足心，小儿哮喘防治两不误

目前，治疗哮喘的药物大多都含有激素成分，并不怎么适宜孩子服用。所以，在治疗小儿哮喘时，妈妈采用中医传统的穴位敷贴，不仅仅更为安全、可靠，孩子还更容易接受。

● 王不留行敷贴耳穴

耳穴贴敷，就是将颗粒状药物或磁珠等敷贴在耳穴表面，刺激耳穴，从而达到防病治病目的的一种治疗方法。

耳穴就是分布于耳廓上的腧穴，也叫反应点、刺激点。敷贴耳穴之所以有效，是因为耳朵与脏腑经络有着密切的关系，在耳廓，各脏腑组织都有相应的反应区，也就是耳穴。当人体的内脏或者躯体有病时，相对的反应区就会有反应。

通过耳穴敷贴法来防治小儿哮喘，所取的反应区为支气管、肺、肾上腺以及前列腺等处。

取中药药材王不留行1粒

将王不留行粘在0.5厘米见方的药用胶布上

贴于双耳耳穴支气管、肺、肾上腺、前列腺处

用拇指和食指轻轻按揉

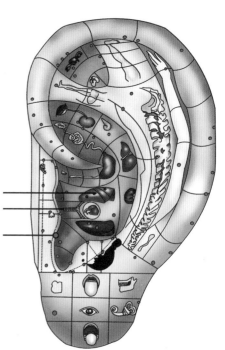

肺反应区

支气管反应区

肾上腺反应区

养好肺　孩子不咳嗽　不过敏

在采用此方法治疗小儿哮喘，按揉穴位应朝同一方向进行，时间每次应控制在 1 分钟左右，每天按揉 4 次。每次贴敷 5 日，休息 2 日，再行下次贴压，6 次为 1 个疗程。如果找不到王不留行的话，也可以用白芥子代替，所取耳穴与方法相同。

保肺膏敷贴背部

背部是人体督脉和足太阳膀胱经循行的部位，将药物敷贴于背部的各穴位，可刺激经脉，有振奋相应脏腑的功能，可调节阴阳气血，从而达到改善体质、扶正祛邪的目的。相对于小儿哮喘来说，最适宜的莫过于具有温脾肾止喘咳功效，老少皆可使用的保肺膏了。

鹿茸 100 克，全瓜蒌 20 克，防风、生绵黄芪、党参各 150 克，炮姜 30 克，肉桂 20 克，酒炒黄芪 300 克，紫苏叶 20 克，母丁香 30 克，明附片 100 克，白术 150 克。

以上是保肺膏膏药的配方，其制作步骤如下：

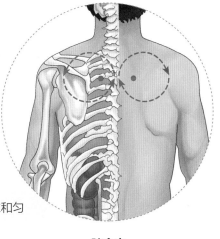

1. 肉桂、丁香研细末，备用
2. 余下药材用清水 4000 毫升浸泡一夜
3. 次日放入锅中煎至水干
4. 倾入茶油 2 升同煎，待药枯
5. 筛去净渣，再煎至滴水成珠
6. 加入黄丹 270 克，加入肉桂、丁香末和匀
7. 收膏摊在事先准备好的纱布上

肺俞穴

在制作保肺膏时，每张膏药的重量应控制在 25 ～ 30 克。在使用的时候，取出膏药贴在背部左右的肺俞穴上，每 2 ～ 3 天换药 1 次即可。

由于敷贴背部，膏药要加热后再进行贴敷，再加上孩子的肌肤较为细嫩，所以在每次敷贴之前，妈妈们要用手试试膏药的温度，如果感觉到发烫，应等温度降低后再进行敷贴。一般来说，膏药的温度以放在额头感觉到温温的即可。

除了注意膏药不要过烫，否则伤及到孩子的肌肤外，在进行敷贴前，妈妈还要用毛巾擦拭干净敷贴部位的肌肤，以免影响到药物的效果。

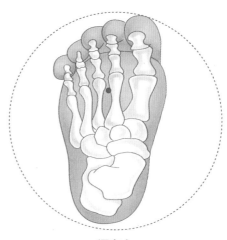

涌泉穴

● 栀子、桃仁敷贴足心

足心，这儿所指的是足少阴肾经的涌泉穴，将药物敷贴此处，可以借助于经络的作用达到上病下治的效果。对于小儿哮喘，我们可以选用栀子、桃仁组成的药方来防治。

> 栀子、桃仁各 20 克，杏仁 6 克，糯米 10 克，胡椒 1 克。

妈妈按照上述药方秤取相应重量的药材后，先共研细末，而后过筛，用鸡蛋清调成膏状，备用。在使用的时候，分别敷两足涌泉穴及其足背与涌泉穴相对应的部位，每天换药 2 次。

● 相关注意事项

避免寒气入侵	谨防出现过敏或者其他不适反应
在穴位敷贴治疗哮喘期间，妈妈千万不可让孩子游泳、吃冷饮，或者在当天洗凉水澡，否则，可能会导致寒气入侵，让孩子的原有症状加重	因为敷贴时药物多与孩子的肌肤亲密接触，所以在采用此方法防治小儿哮喘的治疗过程中，要密切注意观察孩子的反应，尤其是要看看敷贴处是不是会出现红肿，或者是瘙痒等症状。如果有的话，就应该立刻停止，不要再进行敷贴

中药香囊，
孩子喜欢又能防哮喘

● 中药香囊防止哮喘的神奇作用

"戴个香草袋，不怕五虫害"，将具有芳香开窍的中草药装入用绢布缝制的小袋子，缝制成香囊，佩戴在身上，用来防病治病，在我国有着悠久的历史。给孩子缝制一个香囊，让孩子佩戴，同样有很好的预防小儿哮喘的作用。

因为，具有芳香开窍的中草药会散发浓郁的香味，当孩子佩戴香囊后，会在人体周围形成一个高浓度的小环境，中药成分会通过呼吸道进入人体，再加上芳香气味能够兴奋人的神经系统，刺激鼻黏膜，会使鼻黏膜上的抗体——分泌型免疫球蛋白含量提高，不断刺激机体免疫系统，促进抗体的生成，从而抑制多种致病菌的生长，提高孩子的抗病能力。

不仅如此，中草药的药物气味分子被人体吸收后，还对消化腺有一定的促进作用，能增加分泌液，提高消化酶的活性，增强食欲。而孩子之所以容易患上感冒，染上呼吸道感染等疾病。在现代医学看来，有一个较为主要的因素，便是鼻黏膜上的分泌型免疫球蛋白的含量较低。

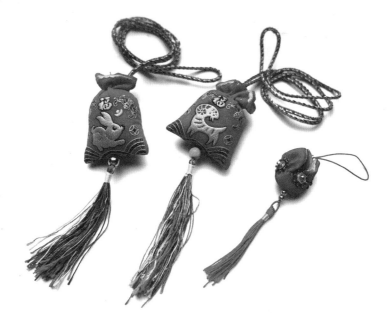

适宜孩子的 4 种中药香囊配方

感冒香囊

方剂组成

山柰 7 克，雄黄 3 克，高良姜 8 克，桂枝 9 克，佩兰 7 克，樟脑 3 克，冰片 2 克。

配置方法

先将山柰、雄黄、良姜、桂枝、佩兰研磨为细末，然后加入樟脑、冰片共研，混匀，装入囊袋中。每囊袋装 3 克左右。

菖蒲香袋

方剂组成

鲜菖蒲 20 克，鲜葱白 20 克。

配置方法

将上述药材共捣碎，装入囊袋中。每囊袋装 3 克左右。

良佩桂冰香袋

方剂组成 高良姜 15 克，佩兰 5 克，桂枝 5 克，冰片 2 克。

配置方法 将上药共研细末，装入囊袋中。每囊袋装 3 克左右。

雄菖鬼臼朱砂袋

方剂组成 雄黄 60 克，菖蒲 80 克，鬼臼 80 克，朱砂 20 克。

配置方法 将上述药材共研细末，装入囊袋中。每囊袋装 3 克左右。

这样缝制的香囊，孩子喜欢效果好

在给孩子缝制香囊时，要想达到更好的防病治病效果，还要考虑以下几点。

布料 —— 在选择布料的时候，以透气、柔软为基本标准。因为只有透气，才能让药效更好地发挥；柔软，才能确保不伤害到孩子娇嫩的肌肤

样式 —— 即要考虑到给孩子缝制一个什么样的香囊，孩子才会喜欢，并愿意佩戴。建议有时间且缝制技术不错的妈妈，可以考虑把香囊做成孩子喜欢的一些水果、动物或者其他的卡通形象；如果没有时间，而且不怎么会缝制，做成简简单单的四方形或者圆形，在上面贴上孩子喜欢的贴画即可

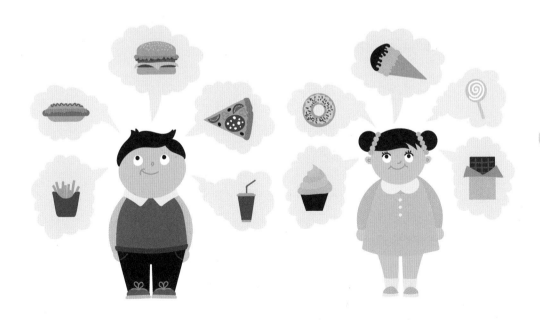

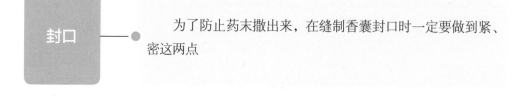

| 封口 | 为了防止药末撒出来，在缝制香囊封口时一定要做到紧、密这两点 |

| 药末 | 香囊主要是依靠中药药物的气味以及散发出来的药物分子防病治病的，而用来做香囊的中药药材本来就具有较强的挥发性，再加上研磨成药末，挥发性更强。因此，在药材研磨成药末后，要及时装入囊中，避免长时间敞开放置使药效发散 |

佩戴以及注意事项

通过香囊来防止小儿哮喘，虽然规避了打针吃药带来的负面影响，但并非没有任何的禁忌。以下，就是在孩子佩戴香囊时，需要注意的事项。

1 ▶ 每天佩戴 6 个小时以上

2 ▶ 因为孩子天生好动且自制力差，孩子在佩戴香囊后，要防止孩子手撕或者用嘴巴去咬，发现后一定要及时制止

3 ▶ 注意查看孩子是不是有过敏反应，有的话，应立刻停止佩戴

4 ▶ 因为药材的挥发成分有一定的刺激性，且与孩子的皮肤直接接触，所以不建议给过敏体质的孩子使用

除了上面所说的之外，妈妈们还应当知道，不管是上面所说的敷贴法，还是香囊，它们的主要作用在于预防与辅助治疗，切不可夸大其功效，将它们当成万用的神药来用。一旦孩子真的染上了哮喘，还应该求助于专业人士——医生。不然，就有可能延误病情，错过最好的治疗时机。

巧用推拿，
补肺益肾，防止孩子哮喘

扫一扫，看视频

按揉天突

┌ 利咽宣肺，定喘止咳 ┐

【精准取穴】胸骨上窝正中。

【操作方法】用中指指端按揉孩子天突穴 30 ~ 60 次。

【适用症状】咳嗽、气喘、胸痛、咽喉肿痛、打嗝等。

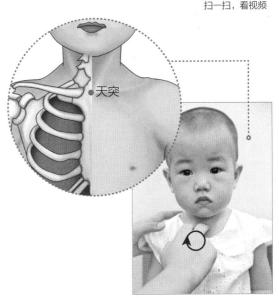

天突

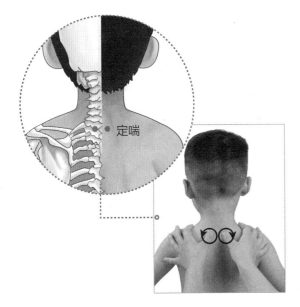

定喘

按揉定喘

┌ 止咳平喘，宣通肺气 ┐

【精准取穴】在背部，在第 7 颈椎棘突下，旁开 0.5 寸。

【操作方法】用拇指指腹按揉孩子定喘穴 200 次。

【适用症状】支气管哮喘、支气管炎。

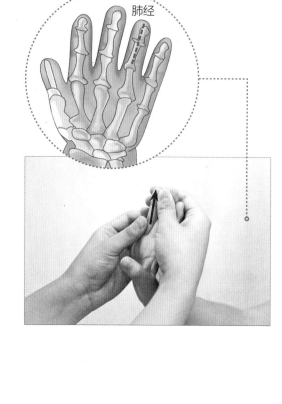

肺经

清肺经

（宣肺清热，止咳平喘）

【**精准取穴**】无名指掌面指尖到指根成一直线。

【**操作方法**】用拇指指腹从孩子无名指根部向指尖方向直推 50 ~ 100 次。

【**适用症状**】支气管哮喘。

揉肺俞

（补肺益气，止咳化痰）

【**精准取穴**】第三胸椎棘突下，旁开 1.5 寸，左右各一穴。

【**操作方法**】两拇指分别自孩子肩胛骨内缘从上向下揉 100 ~ 200 次。

【**适用症状**】气喘、咳嗽、鼻塞、盗汗、便秘等。

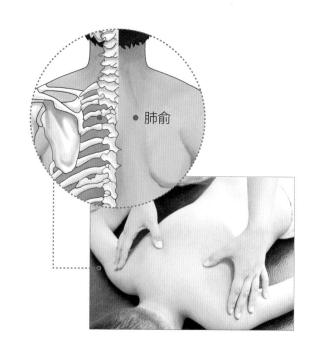

肺俞

养好肺 孩子不咳嗽 不过敏

孩子哮喘，
日常生活中妈妈要做的 5 件事

● 第 1 件事：预防病毒性呼吸道感染

在诱发哮喘的众多因素中，病毒性呼吸道感染是极为重要的因素，因此，在日常生活中，应当特别注意预防，且注意到以下几点。

避免传染源	预服清热解毒药	有呼吸道疾病及时治疗
在流感病毒、副流感病毒、呼吸道合胞病毒流行的季节，哮喘患儿应尽量避免去公共场所	家人患有呼吸道感染疾病时，应注意隔离，并预防性服用清热解毒中药	有细胞免疫功能低下或易感时，可使用免疫调节剂（如兰菌净）预防。已有呼吸道感染时，要积极治疗，以免诱发哮喘

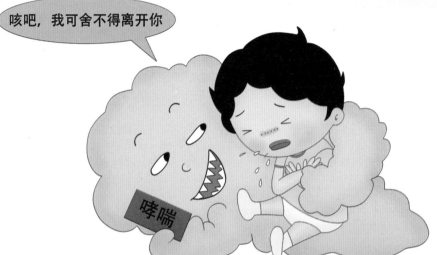

咳吧，我可舍不得离开你

哮喘

第 2 件事：确保室内清洁卫生，减少家中的尘螨

改善居住环境对预防过敏性哮喘也很重要。研究证明，孩子的螨 lgE 阳性率主要与居室的地板和床上用品有关，特别是密封性好的钢筋水泥结构住宅，其尘螨特异性 lgE 阳性率明显升高。所以家长要尽量保持室内通风，并保持室内环境的清洁。

那么，如何做到这一点呢？建议像下面这样去做。

热水烫洗衣服用品
最好用热水烫洗床单、毛毯等，每周 1 次，烘干或在太阳下暴晒。患病孩子的内衣洗涤后最好用开水烫烫，以减少螨虫滋生

陈设力求简洁
床上用品最好不用毛毯类，卧室内不要铺地毯、草垫，家具力求精简洁净，不挂壁毯、字画，避免使用呢绒制作的软椅、沙发和窗帘。因为，动物皮毛、霉菌孢子等都有可能成为诱发孩子过敏性疾病的罪魁祸首，所以妈妈一定要做好防护工作

第 3 件事：避免接触过敏原

过敏也是小儿哮喘的一个主要原因。在日常生活中，引起小儿过敏性哮喘的除了上面所说的之外，下面所列举的一些也是极易引发孩子小儿哮喘的过敏原，应当尽量避免让孩子接触。

摄入性过敏原
即日常食用的食物。容易引发过敏的食物有牛奶、鱼虾、鸡蛋（蛋白）、腰豆、腰果、花生、菠萝、含香料的食品、小麦食品等，它们大多数属于异种蛋白质或有皮肤刺激性的食品

感染性过敏原
常见的有肺炎链球菌、流感嗜血杆菌、肺炎克雷伯杆菌、金黄色葡萄球菌、溶血性链球菌、腺病毒、呼吸道合胞病毒、副流感病毒等，它们是导致 5 岁以下儿童哮喘发作的祸首

物理性过敏原
过敏体质的孩子往往对"冷"也会过敏，一旦遇到冷空气、冷风，就会促使过敏发作。目前已证明，冷空气是导致哮喘发作的重要原因，每年秋季冷空气南下时，哮喘发作的孩子会明显增多

接触性过敏原
如化妆品、磺胺软膏、樟脑、酒精、碘酒、红汞、橡胶、塑料玩具等

第4件事：注重饮食，对症调养

如孩子出现咳嗽、气喘、流清涕，痰稀而色白、多泡沫，四肢冷、面色苍白等寒喘类症状，妈妈可以选择下面的食疗方给孩子调养。

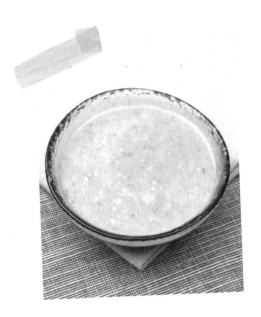

杏仁核桃姜汁

(止咳化痰，平喘)

食材： 甜杏仁12克，核桃肉30克，姜汁适量。

做法： 将所有材料混合捣烂炖服。

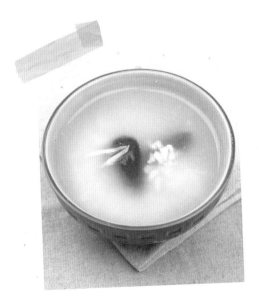

生姜红枣粥

(平喘，温肺)

食材： 姜丝10克，红枣5枚，糯米30克。

做法： 先将糯米淘洗干净后用清水浸泡1小时；在砂锅里放适量清水，放入糯米、红枣，大火煮开，下入姜丝，改小火煮至糯米烂熟即可。

孩子不哮喘的秘密，在于肺的肃降功能强健

119

如孩子出现咳嗽喘鸣、痰黄稠、咽干红、口渴多饮、大便干结等热喘类症状，妈妈可以选择下面的食疗方给孩子调养。

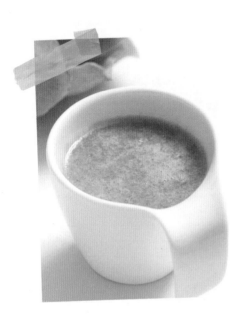

白萝卜番茄汁

(健脾养肺，止咳化痰)

食材： 白萝卜50克，番茄100克。

做法： 将白萝卜洗净，去皮，切成小丁；番茄洗净，去皮，切丁；将白萝卜丁、番茄丁放入果汁机中，加入适量饮用水搅拌成汁即可。

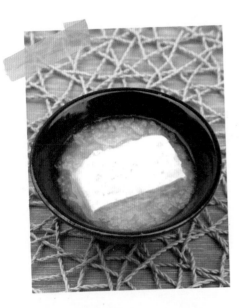

萝卜汁炖豆腐

(清热化痰)

食材： 白萝卜30克，豆腐50克，白糖3克。

做法： 白萝卜洗净，去皮，榨汁，与豆腐同煮5分钟（开锅算），加入白糖食用。

养好肺 孩子不咳嗽 不过敏

当孩子出现喉中哮鸣声低，气短息促，动则喘甚，自汗怕风，咳痰清稀色白，乏力倦怠，腰酸腿软，畏寒肢冷，心慌等虚喘症状，妈妈可以选择下面的食疗方给孩子调养。

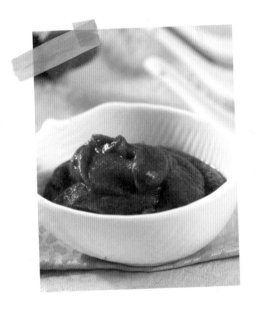

枣泥核桃糊

(健脾胃，补肺肾，平虚喘)

食材：红枣100克，核桃50克，糯米粉适量。

做法：将红枣洗净，蒸熟，去核，做成枣泥；核桃去皮，捣成泥状；糯米粉加水，制成糯米糊。锅置火上，倒入适量清水，放入枣泥、核桃泥搅拌，煮沸后用小火慢慢熬煮，将糯米糊缓缓倒进锅里，慢慢搅动成糊状即可。

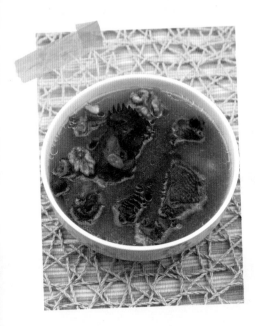

核桃炖乌鸡

(温肺平喘，补肾补虚，化痰止咳)

食材：乌鸡100克，核桃仁30克，枸杞子、白果各10克，姜片、盐各适量。

做法：乌鸡洗净、切块，入沸水锅内焯去血水，沥干，切成小块；将核桃仁、枸杞子、白果、姜片、乌鸡放入砂锅内，倒入清水，用大火煮沸，撇尽浮沫，改用小火炖至乌鸡肉熟烂，加盐调味即可。

第 5 件事：锻炼孩子的呼吸功能

哮喘反复发作可影响肺功能，因此呼吸功能锻炼非常重要。那么，妈妈如何帮助孩子锻炼肺的呼吸功能呢？

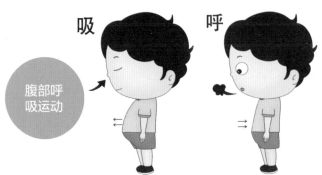

吸　　呼

腹部呼吸运动

1. 站立，双手平放在身体两侧。
2. 用鼻连续吸气并放松腹部，但胸部不扩张。
3. 缩紧双唇，慢慢吐气直到吐完。
4. 重复以上动作 10 次。

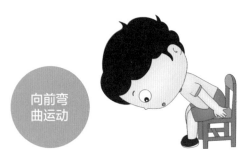

向前弯曲运动

1. 坐在椅子上，背伸直，头向前向下低至膝部，使腹肌收缩。
2. 慢慢抬起上半身，并由鼻吸气，扩张上腹部。
3. 胸部保持直立不动，由口将气慢慢呼出。
4. 重复以上动作 10 次。

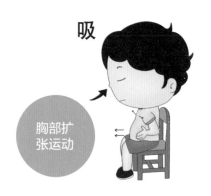
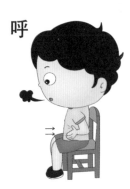

吸　　呼

胸部扩张运动

1. 坐在椅上，将手掌放在左右两侧的最下肋骨上。
2. 吸气，扩张下肋骨，然后由口呼气，收缩上腹部和下肋骨。
3. 用手掌下压肋骨，可将肺底部的空气排出。
4. 重复以上动作 10 次。

Q 小儿哮喘怎样用药才合理？

孩子得了哮喘该怎么办，如果用药又该怎么服用？相信很多的妈妈比较关心这一问题。下面，就对此做简单的介绍。

小儿哮喘用药的分类

对于确诊的哮喘患儿，需要进行规范的长期药物控制，这类药物主要有两类：一类是口服的抗白三烯药（扎鲁司特、普鲁司特、孟鲁司特等），能够控制气道炎症病变，使用比较简单，疗效也不错；另一类是药效更强的吸入激素类药物，控制气道高反应的效果更好，而且药物被直接吸入呼吸道里，效果直接，不良反应也比较轻微。

	可用药物	治疗目的
哮喘缓解期	丙酸倍氯米松或布地奈德等气雾剂吸入	预防哮喘发作。哮喘的发作是突然发生的，但小气道的炎症是长期持续存在的。因此，需要长期抗过敏治疗。即使哮喘发作得到控制，暂无喘息症状，仍然需要每天坚持服用预防性药物
哮喘发作期	氨茶碱、舒喘灵、博利康尼、强的松等口服药物；氨茶碱、甲基强的松等静脉用药；舒喘灵、博利康尼、普米克等气雾吸入药物	及早控制，使哮喘发作对小气道造成的破坏降至最低。药物的主要作用是舒张小气道、抗过敏、解除呼吸困难，达到平喘的目的

正确用药，走出用药的误区

误区一，多吃一些抗生素

哮喘是一种非特异性炎症，治疗要用抗变态反应的药物和舒张支气管的药物，由过敏引发的哮喘要用抗过敏药，达到平喘、解痉、止咳的作用。但是哮喘患儿常常过多服用抗生素，或所谓的消炎药。即使是重度哮喘患儿，只要不发热，没有肺炎及其他细菌感染，就不必使用抗生素。需要注意的是，在儿童哮喘中，有 1/3 是只咳不喘的，叫作"咳嗽变异性哮喘"，很容易被误诊为支气管炎。因此，千万不要随便给孩子使用抗生素和止咳糖浆来自行治疗。患儿最好在医生的指导下用药，否则不利于康复。

误区二，哮喘缓解期不使用吸入激素

吸入性糖皮质激素，是目前治疗小儿哮喘最有效的药物，可供选择的药物有丙酸倍氯米松、布地奈德和氟替卡松，以定量气雾剂、干粉剂或溶液吸入。这种吸入激素的治疗方法，激素用量很小，一天的吸入量一般不超过 400 微克，而且药物可以直接作用于气道病变部位，全身吸收很少，不良反应非常小。

需要注意的是，多数患儿需要长年使用吸入激素，才能控制住哮喘的发展，绝不能治治停停，因为气道炎性反应是持续存在的，只是发作期加重，缓解期减轻。只有持续使用局部激素治疗，才能真正消除气道炎症，这个过程通常是 3 ~ 5 年。但是也有一些轻症患儿，采取发作期季节性治疗，即可达到很好的效果。

误区三，喘了就用氨茶碱

氨茶碱是临床常用的治疗哮喘、气管炎、慢性支气管炎的有效平喘药物之一，药理作用主要是缓解支气管痉挛，此外它还有促进排痰，增强膈肌收缩功能和改善心、肾功能等作用。

对于小儿来说，使用氨茶碱治疗哮喘更易发生中毒，主要是因为小儿排泄和解毒功能尚未完善，药物在体内清除率低。

小儿服用氨茶碱的剂量应按体重来计算，每次只能服 1/4 片或 1/6 片。若一次服用超过 5 ~ 6 毫克 / 千克体重，0.5 ~ 1 小时内即可出现中毒反应。一旦出现烦躁不安，就应引起高度警惕，切勿麻痹大意，以便在药物中毒的初期（早期有厌食、恶心、呕吐、烦躁不安、发热、出汗等表现）及时停药和采取救治措施。

第 8 章

咽喉炎、鼻炎，防治要疏风宣肺

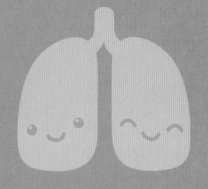

小心，你的孩子染上急性咽喉炎

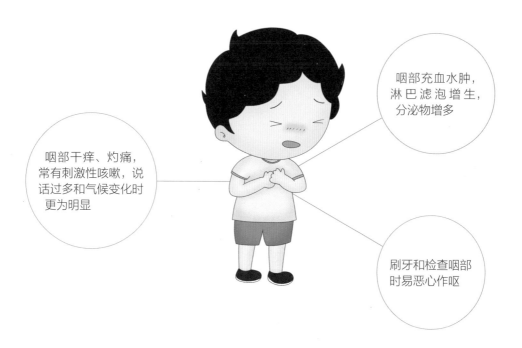

咽部充血水肿，淋巴滤泡增生，分泌物增多

咽部干痒、灼痛，常有刺激性咳嗽，说话过多和气候变化时更为明显

刷牙和检查咽部时易恶心作呕

有下列症状，孩子可能患有小儿急性咽喉炎

在中医中，称小儿急性喉炎为"喉风、喉音、喉痹"等，主要是由感冒或上呼吸道疾病引起。小儿急性喉炎，也是一种危险系数极高的疾病。为什么这么说？因为，咽喉是人体呼吸道的要道，当发生炎症病变，容易发生喉梗阻，影响到气体的流通。而孩子的喉腔狭小，喉软骨也较为软弱，喉黏膜下组织较为疏松，容易受到刺激，在发生喉梗阻的同时，再加上咳嗽功能差、分泌物不易排除，就有可能引起窒息，危及到孩子的生命。

由此可见，小儿急性咽炎不能不让妈妈们重视。而对妈妈来说，了解一些急性咽喉炎的常识，知道其表现出来的一些症状特征，就显得尤为重要。以下，就是小儿急性咽喉性的主要症状。

1 〉 在活动后出现吸气性喉鸣及吸气性呼吸困难，听诊呼吸音清晰，心率正常

2 〉 晨起刷牙、清嗓或咳嗽时容易恶心

3 〉 经常"吭""咔"，像是咽部有异物感，却又咳不出、咽不下

4 〉 出现阵发性烦躁不安，口唇、指甲发绀，口周发青或苍白

倘若孩子有上述症状，妈妈们就得注意了，因为，你的孩子可能染上了急性咽喉炎，所以最好能带孩子前往医院诊治。

● 及时医治，才能确保孩子的健康与安全

病程的潜伏期很长，发病迅猛，是小儿急性咽喉炎的主要特点。因而，家长带孩子前往医院检查，经确诊为小儿急性咽喉炎，就应当及时治疗，绝对不能掉以轻心。要知道，这种病一旦发作起来，没能得到及时抢救的话，很可能会要了孩子的命。

根据患儿的症状轻重缓急，其治疗方法分别如下。

症状表现	治疗方法
症状较轻者（急性喉炎起病时即有声音嘶哑、干咳，咳嗽时发出"空空空"的声音，似犬吠状，随后因声门下区水肿的发展，出现吸气不畅并伴有喉鸣音）	使用抗生素、激素以抗炎并减轻喉头水肿
重症者（发生显著的吸入性呼吸困难。由于喉阻塞与缺氧，患儿常伴烦躁不安、拒绝饮食）	肌肉注射或静脉点滴激素、超声雾化药物吸入
极度呼吸困难及窒息	立刻进行气管切开手术，以保证气道通畅

要提醒妈妈们注意的是，孩子在出现急性咽喉炎症状时，千万不要随便服用镇咳药。因为，有些镇咳药，如含吗啡成分的镇咳药，可能会引起孩子排痰困难，从而加重呼吸道阻塞，进一步造成窒息，耽误最佳的抢救时机。

● 日常护理，要更小心谨慎

从小儿急性咽喉炎的病理特征以及发病特点来看，对于此病患儿的护理，就得比其他的病症要更有耐心、有信心，即要在平时对患儿的精神、面色、呼吸、脉搏、体温、血压等变化多加注意。一旦出现烦躁不安、呼吸急促、三凹征明显、心跳加快、血压增高等呼吸困难和病情发展较快等症状，就不要有任何的疑虑，即可送孩子前往医院进行治疗。

另外，当发现孩子出现咽喉炎症状后，最好能够让宝宝多喝一点水。这样做，不但可以缓解孩子喉部的不适感，还能起到一定的缓解作用。至于所饮用的水，可以选择第一章提及的"太和汤"。

● 这样做，可降低孩子急性咽喉炎发病率

引起小儿急性咽喉炎的原因是多方面的，然而在日常生活中，只要多加注意，就极有可能降低其发病率。以下，就是在日常生活中应注意的一些地方。

保持室内空气的清洁以及湿度

在冬末初春季节，天气寒冷，气候干燥，昼夜温差大，家长应注意孩子的防寒保暖，室内温度最好控制在 22℃，湿度控制在 55% 左右。不要担心孩子受凉而关闭门窗，而是要做到经常开窗通风，保持室内空气新鲜。

纠正饮食错误

在饮食上要清淡、温软、易消化、富营养，避免吃刺激性食物和油腻、烧烤、燥热食品。纠正由偏食引起的营养不良，及时给孩子补钙。缺钙的孩子，尤其是那些较胖、生长较快、相对缺钙的小儿，更易发生急性咽喉炎或者反复发病。

避免感染源头

因为麻疹、百日咳、流感、猩红热等急性传染病，都有可能并发急性咽喉炎。所以，在呼吸道疾病高发的冬春季，少带孩子串门、外出，以防小儿受凉感冒或引起呼吸道传染病而增加小儿急性咽喉炎的发病率。

另外，人群集中、空气流通性差的公共场所也应少去。

疱疹性咽炎，调理护治有方法

夏季，妈妈要提防小儿疱疹性咽喉炎

在小儿咽炎中，除了上面所说的急性咽喉炎外，最为常见的就数疱疹性咽炎。那么，什么是疱疹性咽炎呢？其实，疱疹性咽炎，就是疱疹性咽峡炎，是以急性发热和咽峡部疱疹溃疡为特征的自限性疾病。因为它以口或呼吸道为主要传播途径，再加上感染性较强、传播快，所以很容易在孩子间传染。这种疾病，在每年的 4 ~ 7 月较多发。

其主要的病症特征如下：

症状一：孩子会哭闹、拒奶，持续发热，咽部疼痛。

症状二：孩子的口腔内黏膜几乎都会发生溃疡，吃东西的时候很痛苦。

症状三：孩子的扁桃体、软腭等处能看见约小米粒大小的灰白色疱疹，2 ~ 3 天后逐渐扩大破溃并形成溃疡。

疱疹性咽炎跟手足口、感冒的症状较为相似

由于孩子患上疱疹性咽炎后，症状多表现为发热、咽痛等，很容易将其与普通感冒相混淆。同时，由于手足口病也会出现突发高热、咽痛、流鼻涕、起疱疹等相似症状，这就更难以分清孩子是不是染上了疱疹性咽炎。

那么，应该如何辨别呢？

感冒和疱疹性咽炎的辨别	疱疹性咽炎是由病毒引起的，有传染性，孩子患了疱疹性咽炎，发病期间咽喉部肯定多疱疹，张大嘴情况下可在孩子咽喉部、舌部甚至口腔黏膜处发现疱疹。而普通感冒发热时少有疱疹出现
疱疹性咽炎与手足口病的辨别	要区分这两种疾病，主要看疱疹发生的位置。疱疹性咽性炎只在咽喉部位出现疱疹，手足、臀部没有；而手足口病在口腔、手足、臀通常都会有疱疹

● 疱疹性咽炎虽能自愈，但也不可掉以轻心

一般来说，疱疹性咽炎患儿，大多会在 1 周左右痊愈。但是，要提醒注意的是，不要因此而掉以轻心，一旦孩子的症状较为严重，如呼吸加快、高热不退，建议还是及时到医院就诊。

● 疱疹性咽炎最好的治疗方法是饮食调养

由于疱疹性咽炎是一种自愈性疾病，一般情况下不需要服用药物，因此，当孩子出现疱疹性咽炎的时候，饮食调养就显得尤为重要了。以下就是适宜孩子服用，可用来缓解咽喉肿痛的两款果汁饮品。

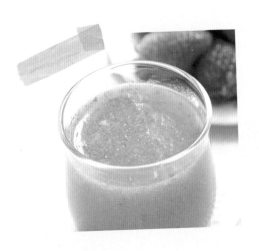

草莓汁

〔 利咽消肿，生津止渴 〕

食材： 新鲜草莓 40 克。

做法： 草莓洗净，去蒂，放入果汁机中打碎。

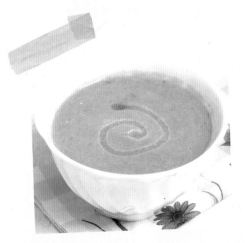

西瓜莲藕清凉汁

〔 润喉生津，缓解咽喉不适 〕

食材： 苹果、梨各 30 克，番茄 20 克，莲藕、西瓜（去皮）各 50 克，蜂蜜适量。

做法： 苹果、梨洗净，去皮、去核，切小块；番茄、莲藕分别洗净，去皮，切成小块；西瓜去子，切小块。以上食材一起放入榨汁机中榨汁，调入蜂蜜搅匀。

养好肺　孩子不咳嗽　不过敏

防治疱疹性咽炎，从口腔以及饮食卫生开始

俗话说"病从口入"，引起小儿疱疹性咽炎的一个主要原因，就是病毒从口腔侵入。一般来说，在日常生活中注意到以下几点，就可以有效降低小儿疱疹性咽炎的发生。

勤洗手，保持孩子双手的干净

最简单的做法就是，让孩子勤洗手，尤其是在进食前，一定要将小手洗干净。不过，在这儿不建议年纪较小的孩子使用洗手液。因为，洗手液中多含有酸性或者碱性成分，对孩子的皮肤刺激较大。所以，在给孩子洗手的时候，最好使用清水或者温水。如果真的要使用洗手液，最好选用儿童专用的洗手液。

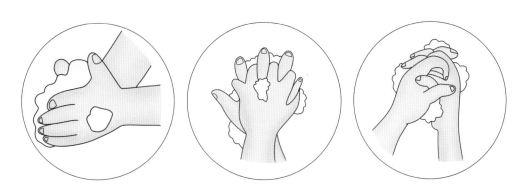

养成漱口刷牙的好习惯

即帮助孩子养成早晨、饭后及睡觉前漱口、刷牙的习惯。这样能清除进食后，口腔以及牙齿齿缝间的残留物，保持口腔的清洁卫生。

在这儿要提醒注意的是，孩子的牙刷以及牙膏，应选用儿童专用的。

另外，当孩子出现咽喉不舒服时，也可以采用浓度为 0.9% 的盐水漱口。

食物要清洗干净、并煮熟

确保饮食的健康，对于食材的清洗尤为重要，对一些绿叶蔬菜来说，更应该如此。可以用冷水浸泡，也可以使用蔬菜清洁剂。像这样不但能冲洗干净附着在蔬菜表面的灰尘、细菌，还能稀释残留的药物。而在烹饪的过程中高温煮熟，同样能破坏一些有可能对人体带来伤害的成分。

缓解小儿过敏性鼻炎的 3 种途径

● 孩子得了鼻炎真的很痛苦

"肺开窍于鼻"，小儿鼻炎，是孩子最容易患的呼吸道疾病中的一种。一说到鼻炎，不少人就认为是过敏反应。确确实实，在每年的春季，孩子鼻炎高发，不少就是因为对花粉、粉尘过敏，出现打喷嚏、流鼻水、鼻子痒、鼻塞等症状。

对孩子来说，得了鼻炎，确实是件很痛苦的事，除了上面所说的症状外，还可能伴有嗅觉减退的症状。

12 个月以内的宝宝	以鼻塞为主，宝宝经常揉鼻子，有时伴有腹痛、腹泻。
1～3 岁的宝宝	多为流鼻涕、打喷嚏，尤其是早晨刚起床时症状更加明显。
3 岁以上的宝宝	除了有流鼻涕、鼻塞、打喷嚏的症状，还会表现出情绪烦躁、睡眠不好等症状。

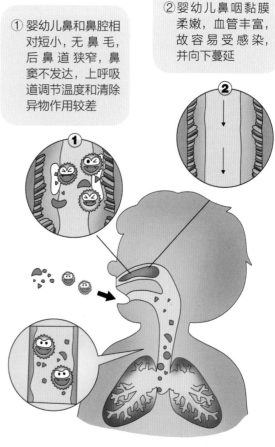

① 婴幼儿鼻和鼻腔相对短小，无鼻毛，后鼻道狭窄，鼻窦不发达，上呼吸道调节温度和清除异物作用较差

② 婴幼儿鼻咽黏膜柔嫩，血管丰富，故容易受感染，并向下蔓延

以上就是不同年龄阶段的孩子患上鼻炎后的表现，不用多说，就可以知道它会给孩子带来多大的痛苦了。因此，孩子一旦出现流鼻涕、打喷嚏，用药不见好转的情况，就需要密切关注病情，及时去医院就诊。

养好肺 孩子不咳嗽 不过敏

132

怎么判断孩子患了过敏性鼻炎

那么，怎样判定孩子是不是患上了过敏性鼻炎呢？一般来说，过敏性鼻炎患儿会有以下的表现。

1 孩子多在早晨刚睡醒时打喷嚏，连续多于 3 个

2 鼻塞的严重程度会随着体位而变化

3 鼻子发痒是小儿过敏性鼻炎最具特征的表现，因为痒，孩子会不断用手指或手掌揉擦鼻子，还有不少孩子因为痒而做出歪口、耸鼻等奇怪的动作

4 年龄稍大一些的孩子还会说自己闻不到正常可以闻到的气味，也就是嗅觉丧失

5 鼻涕一般是清水样的，但有时因为鼻子堵或感染而鼻涕黏稠

6 有的孩子眼眶下有灰蓝色的环形暗影或褶皱

蒜 + 醋，可以缓解小儿鼻炎

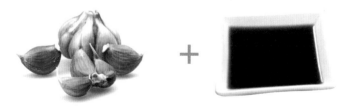

大蒜，不仅仅有着很好的杀菌效果，还有着较强的刺激性气味；而醋，也有杀菌的作用，且酸味也很重。大蒜浸泡在醋中，将两种具有刺激性气味的物质混合在一起，让孩子闻。这些气味分子混合在空气中，通过呼吸进入到孩子的鼻腔中，不仅有这很好的杀菌作用，还有利于鼻腔通气。

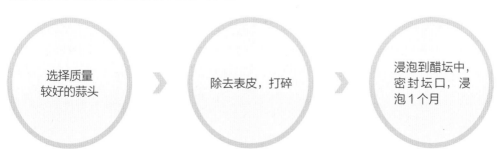

选择质量较好的蒜头　▷　除去表皮，打碎　▷　浸泡到醋坛中，密封坛口，浸泡1个月

以上就是蒜头泡醋的步骤与方法，在使用此方法治疗孩子过敏性鼻炎时，应避免刺激性气味过大，让孩子感到不舒服，所以，在刚开始时，不要将醋坛的口子掀得太大，只需要掀一道小小的口子就可以了。

● 中药熏洗，鼻腔呼吸更顺畅

治疗孩子过敏性鼻炎，除了上面所说的蒜头泡醋外，还可以用中药药剂清洗。

中药熏洗方

`方剂组成` 防风 10 克，蝉蜕 5 克，辛夷 15 克，双花 15 克，蒲公英 10 克，还需要菊花少许，白附子 10 克。

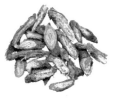

防风

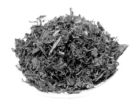

蒲公英

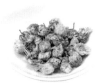

菊花

这是对过敏性鼻炎有着很好治疗效果的方剂。在使用此方法时，首先要做的是将方剂中的中药材加上 400 毫升的水，煎煮半小时，然后让孩子闻这些药水。孩子在闻的时候，妈妈一定要让孩子做深呼吸动作。因为只有这样，才能使得混合在水蒸气中药物分子进入到孩子的鼻腔。

待药水渐渐冷却后，还可以用棉签沾药水，清洗孩子的鼻腔。不过在这儿要提醒的是，在清洗鼻腔时，手要用力轻柔，且注意孩子的反应，以免戳伤孩子。另外，采用此方法要想达到应有的效果，一定要坚持。因为这是一个长期治疗的过程，并不是一两天就能见效的。

● 按摩鼻子，健康安全通鼻窍

除了上面说的两种方法外，按摩也是较为较为安全、孩子容易接受的方法。其具体的操作方法，就是用两个食指按摩孩子鼻梁的两侧，每次按摩 100 下，直到孩子的鼻梁微微发热。另外，除按鼻子的两侧外，还可摩鼻孔旁边的迎香穴，同样也是每次揉 100 下。

小儿鼻炎的家庭护理与防治

● 防治小儿鼻炎应了解致病原因

孩子患鼻炎一般是由多种因素引起的，最常见的因素有以下几个：

家族遗传 → 有过敏性家族遗传病史的宝宝比普通宝宝的发病率要高出很多，很容易发生过敏性鼻炎。这种遗传并不是遗传过敏性鼻炎，而是遗传过敏体质

感冒 → 宝宝在玩耍时出汗过多、受凉受湿，很容易导致感冒，出现急性鼻炎症状，如果治疗不及时，就会演变成慢性鼻炎，反复发作

用药不当 → 孩子如果鼻塞，有的家长会给孩子使用鼻喷剂，长期刺激鼻腔，也容易诱发小儿慢性鼻炎

抵抗力差 → 小儿的抵抗力比较差，免疫系统发育不完善，容易被病菌侵犯而引起慢性鼻炎等疾病

过敏原 → 过敏体质的孩子吸入或食入过敏原，就会马上引发过敏性鼻炎，对于此病的治疗是降低鼻腔神经的敏感性，药物无法治愈，最重要的是避免接触过敏原

● 给过敏体质的宝宝加辅食要晚点、慢点

过敏体质，是导致孩子出现过敏性鼻炎的重要因素。随着环境的日益变化，现在过敏体质的孩子越来越多，这类孩子患过敏性疾病的可能性也会增大。而过早添加辅食，则是导致孩子过敏、容易引起过敏症的主要因素之一。为什么这么说呢？这是因为宝宝在 6 个月之前，肠道通透性较强，屏蔽作用差，许多异种蛋白物质会进入血液。6 个月之后，成熟的肠道能分泌免疫球蛋白，在肠道形成保护膜，可防止大部分过敏原通过。

以下就是容易引起孩子过敏的一些食物以及应对的方法。

易致敏食物	处理方法
桃子、柑橘类、草莓、猕猴桃、番茄、樱桃、芒果、菠萝、椰子	如发现明显过敏，要避免或延迟添加，可尝试 1 岁后开始少量食用
芸豆、蚕豆、豌豆、大豆、玉米	如发现明显过敏，要避免或延迟添加，可尝试 1 岁后开始少量食用
小麦（面粉）、麦麸	小麦过敏较为常见，面粉制品通常在 8 月龄前后尝试添加
酵母	酵母过敏也较为常见，通常在 10 月龄甚至 1 岁后尝试添加
蛋清、乳制品	蛋清比蛋黄易引起过敏，蛋清可延后至 1 岁试加；若对鲜奶、奶酪和酸奶过敏，可延至 1 岁后试加
鱼、虾、螃蟹、贝类	海鲜类容易引起过敏，最好在 1 岁以后开始试加，先从白肉鱼（大部分淡水鱼）开始，再加红肉鱼（如三文鱼、金枪鱼等），再加青肉鱼（如秋刀鱼）、虾、蟹等，如发现过敏应延迟添加
坚果类、糖果、饼干、饮料、腌制食品	坚果也易引起过敏，给孩子食用坚果时，要以泥或者酱的形式，防止孩子整粒摄入引起呛咳。发现过敏时，立即停止食用，延到 2 岁以后再试加。大部分糖果、饼干、饮料等零食都含有添加剂，尽量不要给孩子食用

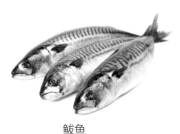

鲅鱼

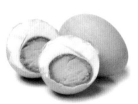

咸鸭蛋

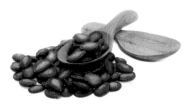

瓜子

养好肺 孩子不咳嗽 不过敏

● 补充维生素 C，减少鼻炎复发

维生素 C 有缓解过敏性鼻炎症状的作用，可以给孩子多食芥菜、菜花、苦瓜、番茄、猕猴桃、草莓、柑橘等富含维生素 C 的蔬果。但对某些蔬果过敏者应避免食用导致自己过敏的品种。

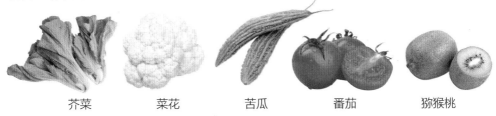

| 芥菜 | 菜花 | 苦瓜 | 番茄 | 猕猴桃 |

● 少吹空调，多晒太阳，养成防寒保暖的生活习惯

春秋两季，天气不冷不热，可以养成孩子早睡早起的习惯，每天户外活动至少 2 小时，注意锻炼身体，增强体质。

冬天多晒太阳，及时给孩子增添衣物，防寒保暖。晒太阳温阳又散寒，可以每天带孩子晒太阳 1～2 小时，晒太阳时可背对太阳，感受太阳光晒在头顶和后背温热而舒服的感觉。

夏天少吹空调，注意保护孩子的腹部，避免受凉。户外活动时避免太阳直射的地方，多喝水，多运动，出汗后用温水洗澡，同时也要防止暑热，可少量吃一些解暑的食物，如绿豆汤、梨等，与温性食物的比例是 3：7，不要过多。

● 积极主动避开过敏原

孩子之所以患上过敏性鼻炎，有两个条件：一是过敏体质；二是遇上足够浓度的过敏原。因此，当孩子出现或者曾经有过过敏性症状时，妈妈要想防止症状再次出现，就应当想办法规避过敏原了。

常见引起过敏性鼻炎的过敏原	食物中以鸡蛋、牛奶等食物最为常见，有些孩子也会因为吸入食物的气味而引起鼻炎
	室内的尘螨，猫、狗等动物的皮屑、毛发、唾液和尿，禽类的羽毛以及食物
	花粉过敏性鼻炎通常在 4 岁后逐渐增多。孩子在出生后 2 年内接触较多的花粉，更容易较早得过敏性鼻炎
	一些刺激物，如香水、烟草、油漆、除臭剂以及空气污染物等

Q 孩子咽红，怎么处理才合适？

孩子咽部发红甚至肿胀，很多人认为是"上火"了。实际上人们平时所说的"上火"，在中医称为"内热"，当孩子咽红的时候，往往会伴有咽喉干痛、两眼红赤、鼻腔烘热、口干舌痛及嘴角糜烂、鼻出血、牙痛等症状。此时，可以根据不同的症状来进行调养治疗。下面，就针对不同的症状来说说如何防止。

只是出现咽红

如果孩子只是出现咽红这一症状，就得想想出现这一症状之前的事，看看是不是家里的湿度不够；孩子是否有着凉等。如果孩子在睡觉时蹬被子、出汗过多未及时更换衣物、温度下降未及时添加衣物等情况，就要及时予以调整了。

咽红伴舌苔厚

当孩子出现这一症状时，如果孩子的口气也不清爽、有酸腐味，就有可能是脾胃功能不正常造成的。因此，在饮食上就要有所注意。若孩子在幼儿园正常用过餐后，就不要再次进餐。另外，在此期间，孩子的饮食宜清淡为主，要减少肉类、甜食、油炸食品的摄入。

咽红伴大便秘结

出现这种症状，可以考虑孩子是有内热了。因此，建议在孩子的饮食上，多给孩子吃蔬菜、水果、粗粮这些含膳食纤维多的食物。另外，也可以给孩子按摩小肚子：顺时针方向按摩 10 次，再逆时针方向按摩 10 次。倘若孩子便秘严重，建议咨询医生，选用更为对症的药物进行治疗。

除以上说到的，孩子咽红时多喝水还是有利于恢复的，因为水可以加速毒素的排泄，也可以防止因咽喉干燥导致咳嗽，进一步加重咽红。

第 **9** 章

湿疹多跟湿热有关，
化湿清热在脾肺

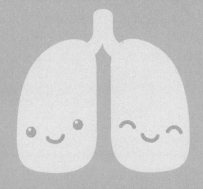

小儿湿疹，
湿敷、熏洗治疗简单又安全

● 瘙痒，是湿疹带给孩子最大的痛苦

湿疹，是一种常见的小儿皮肤病。多数孩子出生后 1～2 个月开始发生，因为体质和生活环境的不同，有的孩子可能会晚一点发病。当孩子出现这种病症时，刚开始皮肤红肿，随后会出现很小的斑点状红疹，紧接着形成水泡。

瘙痒，可以说是这一病症带给孩子最大的痛苦。也正是因为这种瘙痒，让孩子变得烦躁不安，会不断地搓擦搔抓患处而致使出血，进而易继发细菌感染，导致脓疱、脓痂。

湿疹虽说一般会随着孩子年龄的增长而逐渐减轻，除有少数湿疹严重的孩子会迁延至儿童期甚至成人期，大多数可以痊愈。即便如此，又有哪位家长会真的忍心看到孩子瘙痒难当，坐立不安呢？

● 湿敷、熏洗为什么能治湿疹

中医认为，湿疹多为体质过敏，风湿所袭，搏于气血或胎中受毒，生后受风，风湿客于皮肤蕴结而成。说得直接一些，就是体内湿气严重，却不能很好地排出体外，实在没有办法，就只能从皮肤的毛孔往外散发，于是，就形成了湿疹。也就是说，孩子出现湿疹，首要的就是化湿，把集聚堵塞在皮肤表层形成的湿疹的湿排出来。

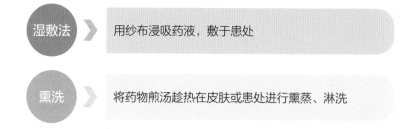

湿敷法 ▷ 用纱布浸吸药液，敷于患处

熏洗 ▷ 将药物煎汤趁热在皮肤或患处进行熏蒸、淋洗

湿敷、熏洗，是中医传统外治方法。采用湿敷、熏洗治疗孩子湿疹，不仅仅可以避免打针吃药，因药物直接与患处接触，作用更为迅捷；还有就是可以有效减缓湿疹所带来的瘙痒。

熏洗法方剂推荐及使用

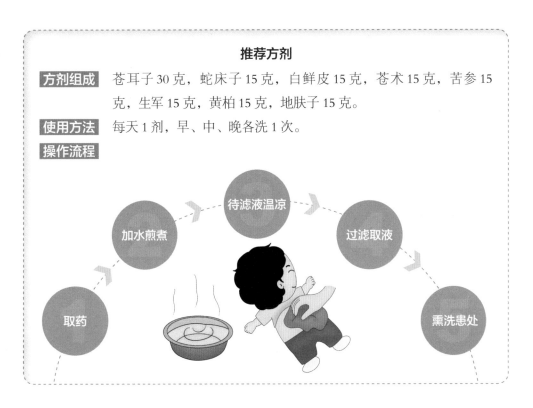

推荐方剂

方剂组成 苍耳子 30 克，蛇床子 15 克，白鲜皮 15 克，苍术 15 克，苦参 15 克，生军 15 克，黄柏 15 克，地肤子 15 克。

使用方法 每天 1 剂，早、中、晚各洗 1 次。

操作流程

取药 → 加水煎煮 → 待滤液温凉 → 过滤取液 → 熏洗患处

该熏洗方，为 2 ~ 3 岁患儿的用量，1 岁以下患儿减量 1/3。

在这儿要提醒注意的是，熏洗疗法虽然很适宜于患儿，但在具体的使用操作过程中应注意以下几点。

1 》 距离，盛药液的器皿与患儿的身体要保持一定的距离

2 》 温度，熏洗一般在 50 ~ 70℃ , 不可过高；热水洗浴，40℃以下

3 》 时间，以 20 ~ 30 分钟为宜，不宜过长

湿敷法方剂推荐及使用

推荐方一

方剂组成 蒲公英、野菊花、白鲜皮各 30 克，百部 20 克。

使用方法 将在药液中浸透的纱布敷于患处，每天 2 次。

操作流程

取药，加 2000 毫升水浸泡 15 分钟。

开火煮沸，15 分钟后关火，等药液自然变凉。

干净纱布叠至四五层后放入药液浸透。

敷于孩子患处 5 分钟左右后取下。

推荐方二

方剂组成 蛇床子 9 克，银花 9 克，野菊花 9 克，生甘草 6 克。

使用方法 将上述药材，加水煎煮，滤渣取液。外洗或湿敷局部，每天 2 ~ 3 次，每次约 10 分钟。

在使用湿敷法时，为了避免烫伤孩子，以及影响到治疗效果，在实际的操作过程中要注意以下两点。

1 纱布的湿度：家长在将纱布从药液中捞出时，不要挤得太干，也不能太湿。太干，影响治疗效果；太湿，会导致药液漫流

2 纱布的温度：家长在取出浸有药液的纱布时，应用手摸感觉一下温度，感觉到不烫手即可。太烫会伤到孩子的肌肤；太凉，热气不足，难以让药物渗透肌肤

茯苓＋栀子，小儿湿疹的"克星"

治湿疹就要化解痰湿之气

孩子出现湿疹，虽说是由于体内湿气过重得不到散发所致，但是在治疗小儿湿疹的时候，不仅仅要祛湿，还要化痰，只有这样才能达到治标更治本的作用。在这儿，我们不妨先了解一下，导致孩子出现湿疹的基本原因。

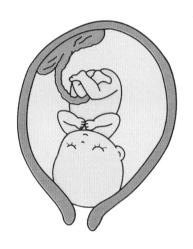

胎里带来

生病得不到正确及时的治疗

中医中所说的"胎毒"，跟父母的体质有关，也跟母亲在怀孕期间的饮食有关。如果孩子母亲的体质不好，或者是在怀孕期间不注意饮食，身体内的痰湿之气较重，孩子在这种环境中生长了近10个月，会对孩子的生长发育带来影响，影响到孩子的体质，形成过敏性体质，也就很容易出现湿疹了。

如孩子发热了，没弄清病症之前就忙着退热，吃退烧药；感冒、咳嗽，乱吃消炎药或者是止咳药。像这样会很容易伤害到肺、脾、胃等脏腑，引起功能失调。尤其是脾受到伤害，功能失调后，运化就会无力，容易淤滞而生湿气，时间长了，会变成痰浊之气，慢慢影响到人体整个经络之气的流通，就会以湿疹的方式向外排郁结的湿气和停滞的火气。

事实上，如果只是体内存在湿气，还没有形成痰湿之气，孩子是不会轻易出现湿疹的。可以这么说，湿疹，是湿气到了一定的程度，化成痰湿之气，难以向外排除，而自我寻求排泄途径的一种方式。

小儿祛湿化痰宜用茯苓与栀子

茯苓与栀子，可以说是祛湿化痰，治疗小儿湿疹不可多得的良药。

茯苓

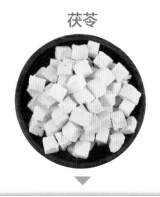

栀子

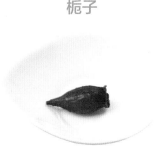

茯苓是一味常用的中药。因其味甘、淡，性平，归肝、胃经，所以具有利湿解毒，健脾胃，护肝脏的功效。也正是因为如此，它被广泛地运用到健脾利胃，祛湿解毒的方剂之中。如在《滇南本草》中就明确记载："治五淋白浊，兼治杨梅疮毒、丹毒。"小儿湿疹在中医属于疮毒，因而在不少的治疗湿疹的方剂中，都有茯苓的存在。

在中医中，栀子是一味带有寒凉性质的药，能化解三焦郁热。而从上面的叙述中，我们已经知道孩子湿疹就是因为体内郁结了大量的湿气和火气，不能排出。它特有的药性，可以化解掉体内郁结的湿热之气，能很好地抑制湿疹的再生，并且有很好的止痒作用。因而，在不少的方剂中，栀子是一味常用的药材。

栀子的寒凉之性较重，对于孩子来说，药力较猛。因此，建议在使用栀子时，最好选用焦栀子。焦栀子，就是把栀子炒黑了、炒焦了，利用炒时候的火性降低其原本的寒性。虽说使用焦栀子，清热的力量弱了一些，但相对于孩子来说，不会因为寒凉之气太重，而伤及到肺腑。

祛湿化痰，治湿疹的方剂推荐

在中药验方中，以茯苓与栀子为主，配合其他药材组成的治疗小儿湿疹的方剂为数不少，现推荐几个方剂，如孩子出现湿疹，可以根据具体的症状予以选用。

方剂推荐 1　眼睑湿疹

方剂组成	苡仁 24 克，黄芩 10 克，炒栀子 10 克。
制作方法	将上述药材水煎 2 次，取头煎和二煎药液。
用法用量	每日 2 次，两煎分开服，相隔 3 ~ 4 小时。
适用症状	有清热利湿的功效，对眼睑湿疹有一定疗效。

方剂推荐 2　慢性湿疹良方

方剂组成	生地黄 25 克，黄柏、当归、白鲜皮、白术、防风各 15 克，黄芩、栀子、苦参、茯苓、泽泻、甘草各 10 克。
制作方法	加水煎汤。
用法用量	每日 1 剂，3 周为 1 个疗程。
适用症状	有清热燥湿，祛风止痒的功效。主治慢性湿疹。

方剂推荐 3　普通湿疹良方

方剂组成	茯苓 15 克，泽泻、黄柏、栀子各 9 克，龙胆草 4 克，甘草 6 克。
制作方法	加水煎汤。
用法用量	除湿止痒。主治湿疹。
适用症状	每日 1 剂，连服 1 ~ 2 周。

湿疹反复发作，
试试食疗 + 外用药

● 停止抹药，湿疹为何卷土重来

刘女士是一位 3 岁男孩子的母亲。她的孩子湿疹反反复复，难以彻底治愈。看着孩子身上起的一块块的小疹，有的地方都被挠破了，刘女士感到很着急。为了能治好孩子的这种"病"，她试过不少的法子，买了很多很多别人说效果不错的药膏。她给孩子涂抹那些药膏，开始的时候，效果都不错，看起来也好了，但是一停止用药，没过多长时间，孩子身上又会出现一些米粒般的小疹。

就像上面的刘女士，孩子出现湿疹，许多家长首先想到的就是用外用药涂抹。而结果，大多数也和刘女士相同：只要停止涂抹，过不了多长时间湿疹就会再次出现。

为什么会这样?

这是因为，市面上大多数外用药物是激素软膏，并不能解决引起湿疹的真正病因——湿痰之气，还可能会产生依赖性，一旦停药后就很容易复发。

● 涂抹外用药指导

皮损部位每次外涂药膏前准备

应先用生理盐水清洁皮损部位，不可用热水或者碱性肥皂，以免对皮肤带来较大的刺激。

激素和抗生素药物的使用

患儿皮肤受损，特别是渗液阶段，只能使用激素和抗生素药物，待皮肤表面裂口愈合，还有点红、痒等症状时，才能抹其他的霜、露或膏。

1 ▶ 除非孩子的湿疹非常严重，痒得很厉害，才可使用，但只能在患部涂一点含有微量肾上腺皮质激素的药膏，每天3次

2 ▶ 使用时，可用少量的药膏厚薄均匀地涂于皮肤并反复揉搓，使之充分吸收

3 ▶ 湿疹稍微见好，应逐渐减少涂药次数，由每天3次慢慢改为每天1次，然后再减少至隔日使用，最后变为每周2次

4 ▶ 尽可能早些停药，好转后就要改成不含氟的药物。这种药的使用绝对不可连续超过4天

● 治湿疹先祛湿，祛湿就得养好脾胃

涂抹外用药，从某种程度上来说，只是控制孩子湿疹所表现的症状，所解决的只是已经显现出来的问题，很难以做到治本。就像是冬天小草都枯黄了，但是其根还在土壤里面，等待明年开春，天气暖和后，便又会迸发"勃勃生机"。

小儿湿疹的病根是什么？不就是体内痰湿之气过重吗？

在中医看来，孩子容易患湿疹，且反复发作，是由于体内痰湿之气郁结，跟肺、脾、胃等功能失调有关。说得简单一些，要治好孩子的湿疹，不让孩子轻易患湿疹，最根本、最为直接的途径，就是想办法让孩子体内的气息运行顺畅，不郁结、不黏滞。更直接一点，就是强化脾的运化功能。

事实上，在治疗小儿湿疹的时候，最好的方法就是内外兼顾，即采用外用药物涂抹，缓解已经出现的瘙痒等症状，而后调理脾胃，强化脾的运化功能，清除体内的痰湿之气。

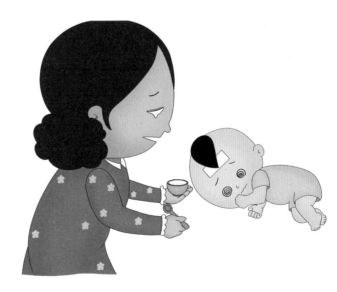

健脾祛湿，治湿疹的食疗方推荐

那么，应该通过什么样的方法养护孩子的脾胃呢？鉴于出现湿疹的孩子年龄普遍偏小，最好选用食疗的方式。

食疗方推荐1　祛除湿气，断绝湿疹病根

方剂组成　芡实10克，薏苡仁10克，赤小豆10克，马齿苋5克，淡竹叶3克，槐米3克，绿茶3克。

制作方法　1.先将芡实、薏苡仁和赤小豆洗净。

2.放入冷水浸泡1小时。

3.取出放入锅中加水熬煮。

4.水开，放入马齿苋、淡竹叶、槐米和绿茶。

5.继续熬煮30分钟。

用法用量　当茶饮用，早晚各1杯。

此食疗方中的薏苡仁、赤小豆和淡竹叶都有清热利尿祛湿的功效；芡实则可以健脾化湿；再加上其他材料的搭配，从而达到很好的祛除湿气的作用。当孩子体内的湿气渐渐消除，湿疹症状自然会缓解，难以复发。

食疗方推荐2　解毒散结，利于患儿体内湿气排出

方剂组成　薏苡仁、粳米各30克，冰糖少量。

制作方法　1.薏苡仁、粳米洗净。

2.放入锅中，加入适量水。

3.熬煮成粥。

4.加入适量冰糖。

用法用量　当点心食用，根据孩子的实际年龄，把握用量。

因粳米有健脾胃、补中气、养阴生津、除烦止渴等作用，此食疗方特别适宜喜欢吃冷饮而出现湿疹的孩子食用。

食疗方推荐 3　清热解毒，适宜瘙痒严重患儿食用

方剂组成　豆腐 100 克，野菊花 10 克，蒲公英 15 克，调味品、水淀粉各适量。

制作方法　1. 野菊花、蒲公英加水煎煮。

2. 取汁 200 毫升左右。

3. 加入豆腐、调味品。

4. 煮沸，用适量水淀粉勾芡、搅匀。

用法用量　作为孩子的佐餐食品，在就餐时食用。

　　野菊花、蒲公英，在中医中为清热解毒、降火的良药，豆腐则为补益清热养生食品，常食可补中益气、清热润燥、生津止渴、清洁肠胃。如果孩子属于热性体质，这道食疗方就更适宜食用。

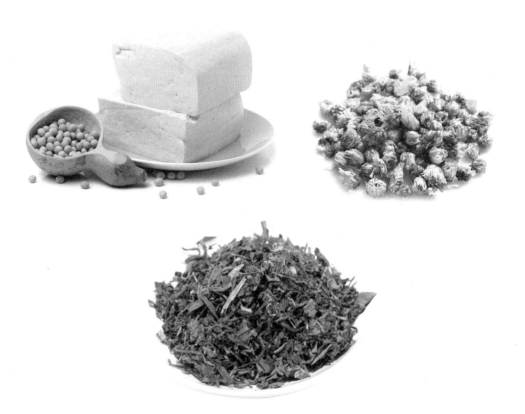

这样护理，孩子湿疹才好得快

🔹 湿疹孩子洗澡有讲究

孩子出现湿疹，皮肤瘙痒，一些家长可能会选择洗澡的方式来清洁孩子的肌肤，缓解孩子的苦楚。但是，要提醒的是，在给孩子洗澡的时候，也要有所注意，不然，可能会得到相反的效果。

频率	每周1～2次为宜，不可太频繁
	夏季可适当增加洗澡次数，但应保持皮肤干燥，不要长时间把孩子泡在水里
沐浴液	应用弱酸性、无刺激的婴幼儿沐浴液，不可用碱性皂液清洗
	如果使用沐浴液后，湿疹扩散，就应停用
水温	不能过热或过冷，与孩子体温接近最为适宜
时长	15分钟内
擦洗	注意皮肤皱褶间的清洗
	湿疹皮损处不可用水洗
其他	洗完后，涂药膏，要抹干孩子身上的水分
	尽量不要涂爽身粉

🔹 湿疹孩子衣物的选择

除了洗澡外，湿疹孩子的衣物，家长也应当有所注意。

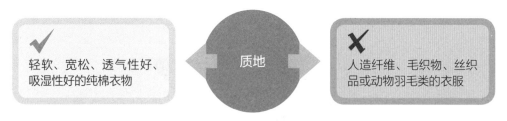

在款式上，上衣最好是无领衫，因为湿疹会给孩子带来瘙痒，有领口的衣服会摩擦到孩子的肌肤，诱发瘙痒，甚至有可能使水泡破灭。

当然，在给湿疹患儿穿衣服的时候，也不要太过暖。过暖，会导致孩子流汗，而对患处产生刺激。

孩子的衣物用具，要勤换洗和消毒

尿布、衣裤被孩子尿湿后要及时更换。

孩子的衣物、被头、枕巾、枕套和床单等应尽可能每天更换勤洗，最大可能地降低湿疹的重复感染概率。

被头、枕巾、枕套和床单等要和孩子的衣物及尿布分开洗，洗前最好用开水烫一下，再用刺激性弱的洗衣液洗涤，尽量漂洗干净，放在阳光下晾晒消毒。

当心是食物过敏惹的祸

孩子出现湿疹，有一种类型属于过敏性湿疹。而对婴幼儿来说，出现湿疹多数与食物过敏有关。当孩子反复出现湿疹，怎么治都治不好时，就要看看是不是食物过敏惹的祸了。此时，就需要多一点耐心，对食物进行一一排查，找出过敏原。

食物过敏
简单排查

母乳喂养的孩子出现过敏，妈妈要排查自己的饮食	配方奶粉喂养的孩子，停用奶粉及所有含牛奶制品，换用深度水解配方奶粉或氨基酸配方奶粉	添加辅食的孩子，还要逐一排查孩子所吃辅食

引起孩子食物性过敏湿疹的，主要是乳蛋白过敏，这是由于孩子的肠道发育不够成熟，致使乳蛋白等可能引起过敏的食物成分没有充分消化即被吸收，再加上肠道黏膜免疫功能不全所致。对于这一类型的湿疹患儿，如没有超过6个月，就应当坚持母乳喂养；如果因某些原因不能母乳喂养，且孩子又对牛奶过敏，可选用完全水解配方奶粉或氨基酸配方奶粉。

对于稍大一些的孩子，在回避过敏原的基础上，配合用益生菌同样能达到较为不错的效果。因为，益生菌既可改善肠道消化吸收，又可促进肠道黏膜免疫功能成熟。

在现实生活中，常常会听到有人说郁美净可以治疗小儿湿疹，甚至还有些妈妈言之凿凿地说自己给孩子使用过，并且疗效显著。其实，关于这种说法，完全没有任何的科学根据，属于以讹传讹。

郁美净其实是一款护肤产品，其主要的功能是滋润皮肤，预防灰尘聚焦对皮肤的伤害。即便是儿童使用的，也只不过是含有大量鲜奶和多种维生素。可以这么说，它不含有任何针对湿疹的治疗成分。

一些妈妈觉得郁美净能治湿疹，并且认为有效果。是因为湿疹患儿的皮肤往往较为干燥，而郁美净有滋润肌肤的作用，使得皮肤看起来润泽，以至于有效。事实上，涂抹郁美净过多，不仅不会治疗湿疹，还会因为鲜奶等成分给皮肤带来刺激，堵塞毛孔，给孩子带来二次伤害。

在这儿建议妈妈们，宝宝长湿疹了，在选择用药时，可选择一些没有添加激素的中药类药膏。

第 10 章

食物过敏多为湿热惹的祸，清除肺热可去根

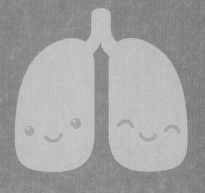

小儿食物过敏，
家长必须知道的几件事

● 孩子食物过敏多跟遗传有关

食物过敏，现在越来越多出现在孩子的身上。其主要症状如下图所示：

轻度	食物过敏症状反应	严重者
皮肤发痒红肿、腹痛、腹泻、恶心、呕吐等		呼吸道黏膜肿胀、心慌气短、休克甚至死亡等

那么，孩子为什么会出现食物过敏呢？现代医学认为，这是由于食物中的某些成分或者是所含的食品添加剂，在进入孩子的身体后，引起了免疫系统中 IgE 介导和非 IgE 介导的免疫反应，导致消化系统或全身性的变态反应。简单地说，孩子出现食物过敏，就是身体的免疫系统对食物产生的一种变态反应。

这种解释，对大多数父母来说太过专业，也难以真正弄明白究竟是怎么回事。其实，通过一个很简单的方法，就可以初步判定，孩子是不是会食物过敏。这种方法就是看看孩子的父母或者具有血缘关系的亲属，有没有过敏症状的出现。因为食物过敏是可以遗传的，而且遗传因素在食物过敏的发病过程中起主要作用。

据研究统计，大部分有严重食物过敏的孩子，其家族中必定有一个或多个有过敏体质的人。如果父母中一方患过敏性疾病，其子女患过敏性疾病的概率为 60%。如果妈妈有过敏史，孩子过敏的概率远远大于爸爸有过敏史的孩子。父母双方均患有过敏性疾病，其子女患过敏性疾病的概率可高达 80%。

● 防治孩子食物过敏，准妈妈在孕期要注意饮食

过敏体质是过敏性疾病之本，孩子出现食物过敏，多由过敏体质造成。孩子的过敏体质，除遗传外，还跟准妈妈在怀孕期间的饮食不当有关。如本身就对食物过敏的准妈妈，在孕期对过敏食物不加以限制，孩子在出生后发生食物过敏的危险性可能会大大增加。

因此，为了避免孩子出现食物过敏，准妈妈在怀孕期间就应当尽可能不食用引起过敏的食物。如在怀孕期间食用某些食物后，出现全身发痒、荨麻疹或心慌、气喘以及腹痛、腹泻等现象时，就应考虑到食物过敏，立即停止食用。

● 别把食物不耐受、食物中毒当成过敏

许多家长都会说自己的孩子食物过敏，但究竟是不是过敏呢？恐怕，都很难说清楚，大多只是一个模模糊糊的概念，觉得可能是过敏。因此，一些家长常常会将食物不耐受或者是食物中毒，误认为是食物过敏。

事实上，食物过敏、不耐受以及中毒，虽说都是因食物引起的不良反应，但是却有着本质的区别，症状以及对孩子健康所带来的影响也截然不同。

	食物过敏	食物不耐受	食物中毒
症状	呕吐、腹泻、皮肤红肿、哮喘等	腹泻、腹胀、腹痛、放屁	剧烈呕吐、腹泻，并伴有中上腹部疼痛
发作规律	发病比较迅速，往往在吃下食物几分钟至数小时就会出现不良反应	发病比较缓慢，一般在进食数小时到数天后才会发现	潜伏期短，突然和集体性暴发
病因	含有乳蛋白物质的食品，如鸡蛋、牛奶、花生、黄豆、坚果及鱼虾类等	由于消化酶的缺乏，而造成对乳糖、组胺及水杨酸等物质产生的不良反应。如牛奶、鸡蛋、小麦、玉米、坚果、大豆、和贝类等	含有细菌或细菌毒素的食品或其他有毒物质。如过期变质的食物，误食了有毒物质
治疗原则	脱敏	饮食调整	急救

● 小心，孩子挑食可能是食物过敏

挑食，可以说是让许多家长感到头痛的问题。因为，只有饮食均衡，孩子才能摄取到更多的营养元素，才能健康茁壮地成长。面对挑食的孩子，家长可是想尽了办法，软硬兼施，就是希望改掉孩子的这种坏毛病。

其实，孩子挑食，可能是由于食物过敏引起的。对于一些过敏的食物，他们吃完后有过敏性反应，觉得不舒服，自然就不喜欢吃了。如果家长不明就里，仍然想办法让孩子吃那些食物，甚至是逼迫孩子吃，往往会加重孩子的厌恶心理，对这类食物越来越抗拒，甚至发展到见到类似食物的颜色、气味、形态都会排斥。

因此，在孩子出现挑食的时候，要加以注意，切不可认为这是孩子习惯不好，想要强行纠正，而是要考虑到是不是食物过敏。

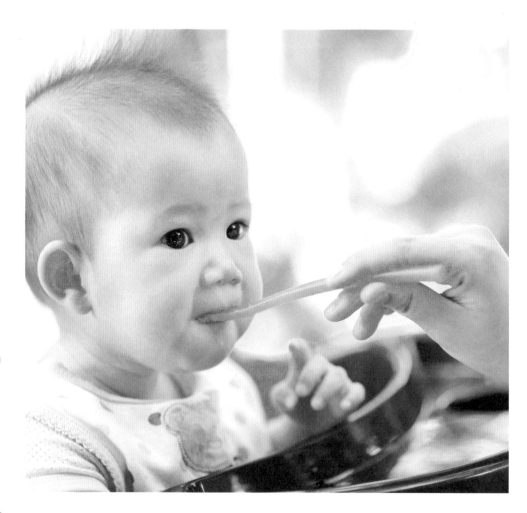

找到过敏原，是帮助孩子走出食物过敏的第一步

● 每个孩子的过敏反应都不一样

孩子食物过敏，并不是一个简单的问题。家长首先要做到的就是，确定孩子对哪种食物过敏。这样，才能真正地让孩子规避过敏原，有效地防止食物过敏反应。因为，现今出现食物过敏反应的孩子越来越多，一些家长也注意到相应的问题，但是对食物过敏的认识还有一定的偏差，尤其是孩子究竟对哪种食物过敏。如有些家长知道孩子的食物过敏是因为过敏体质所造成的，而过敏体质则在很大一部分上来自于遗传。也就是因为如此，他们会从自身或者亲人的身上去寻找，如果有谁对某种食物有过敏反应，则认为那种食物也会引起孩子的过敏反应。

| 爸爸或妈妈吃某食物出现过敏 | | 孩子也会过敏；症状一模一样 |

其实不然，食物过敏性反应是极其具有个性化的疾病，是不是同一血缘的人就会对同种食物过敏，过敏的症状，都不一定相同。倘若家长仅凭借这些去判别，未免过于武断，会失去正确的判断，结果就是让孩子在过敏反应中越陷越深。

这也给家长添了一个难题，那就是不可能防范所有的食物。鉴于此，家长在日常生活中要多留心观察，在给孩子添加新食物时，应先少量尝试，检查是否会发生过敏反应，然后再慢慢增加。

● 判定孩子食物过敏原的两个难点

难点一：孩子吃了过敏食物，不一定立刻就出现症状。

 吃了过敏食物 2 小时内出现呕吐、腹痛、腹泻，甚至呕血、便血、过敏性休克等

 吃了过敏食物后 2 天内出现荨麻疹、血尿、哮喘发作等

是不是孩子吃了过敏食物，症状就会立刻出现呢？并非如此，如果真的是那样，也就可以很容易找出过敏原。孩子在吃了过敏食物后，有的可能会立刻出现症状，有的则可能要等待一段时间才会出现。

难点二：吃相同的食物，也不百分之百都会出现过敏症状，出现的症状也不会百分之百相似。

也就是因为上述两点原因存在，给家长判定到底是哪种食物引起孩子的过敏性反应添加了一定的难度，而恰恰是因为如此，家长要想判别孩子的食物过敏源头，就需要多一份细心、耐心，需要花费一定的时间。

● 做好饮食日记，才能准确地找到食物过敏原

为了能够正确、有效地找出孩子食物过敏反应的源头，找到是哪种食物引起的过敏，最好，也是最为有效的方法就是为孩子做一个饮食日记，将孩子所吃的每一样食物记录下来，包括正餐、点心以及其他食品。其主要内容包括：引起过敏反应的可疑食物；摄入食物的数量；进食到出现症状的间隔时间；引起的症状；其他场合下进食这种食物引起的相似症状；是否必须有其他因素参与（如运动等），及与上一次反应间隔时间等。

	可疑食物	摄入量	出现症状的间隔时间	引起的症状
早餐				
加餐				
午餐				
加餐				
晚餐				

为了便于记录，家长可以制作像上面这样的表格，每天将相关的内容填写进去。

为了确保记录内容更加具有参考性，对于相关内容的记录，最少要持续记录4天以上。另外，当初步确定了食物过敏原后，家长还应当考虑到是不是巧合，对于那些食物，采用循序渐进、少量给予的方式，让孩子进食，每隔3天或4天就增加一点分量，以确认过敏症状是否会再度出现。到最后，再分别记录下孩子所吃的可疑食物、出现的过敏症状、停掉该食物的反应等。

像这样，就可以较为顺利地寻找到孩子食物过敏反应的源头了。

● 排查食物过敏原的 4 个要点

从孩子常吃、爱吃的食物开始

引起过敏反应的食物有很多很多，家长不可能一一进行排查，因此，家长可以先从孩子最常吃、最爱吃的食物开始，仔细筛选所有可疑的过敏原，比如乳制品、小麦、蛋清、花生酱、玉米、黄豆等，然后开始具体的排查工作。引起孩子过敏反应的食物，大多为乳制品，所以建议如果没有发现其他更加值得怀疑的食物，家长可从乳制品开始

考虑到相关的环境因素

除了食物之外，外部环境也容易引发过敏，如花粉以及装修时的刺激性物质，也是引发过敏反应的过敏原。在对食物进行排查的时候，应考虑到这一点，并尽可能避开花粉或家里装修的时候，以免影响过敏原测试的准确性

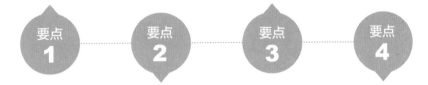

要点 1 　要点 2 　要点 3 　要点 4

从单一食物下手

同样，由于食物品类繁多，有许多的食物成分较为复杂，且较为相近，因此排查时，家长最好从成分比较单一的食物下手，如牛奶。而不要选择成分较为复杂的食物，如罐头。因为成分较为复杂的食物，存在有多种潜在过敏原，会难以真正判断出导致过敏的"元凶"

不可忽略对客观症状的观察

这一点极为重要。所谓的客观症状，就是能看得到的一些基本症状表现，如皮肤是否出疹子、排便习惯是否改变（腹泻或便秘）、呼吸道有无症状等，这些都应该记录下来，尤其是其中最为严重的症状

　　除此之外，对孩子容易发脾气、晚上经常会醒来等行为上的变化也要记录下来。

　　这些都是判定孩子食物过敏的数据，到时候带孩子到医院检查时，对帮助医生诊断是有利的，也是有效的材料。

◉ 怀疑孩子食物过敏，到医院该做什么检查

事实上，家长通过饮食日记，对孩子的食物进行排查，初步确定了过敏原后，最好到医院进行检查。这样才能更为明确地寻找到致敏物质，进行有效的治疗。目前，医疗机构应用广泛的过敏原检测方法主要有以下 3 种。

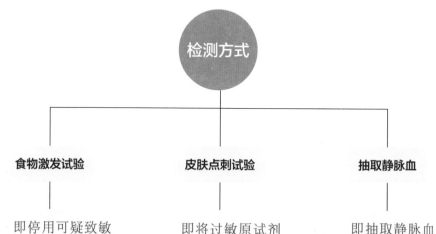

检测方式

食物激发试验

即停用可疑致敏食物 2 周以上再次食用，观察是否出现过敏症状。此试验是诊断食物过敏的金标准。曾有速发型食物过敏的患儿需要在医生、护士等专业人员的监控下按程序实施

皮肤点刺试验

即将过敏原试剂点在皮肤表面，用特殊的针点刺皮肤浅层。此项试验检查准确，与取血检测抗体基本相同，当时可以看到结果。皮肤点刺前需要停用抗过敏药物 2 天以上，停用全身应用的激素类药物

抽取静脉血

即抽取静脉血检测各种食物的特异性抗体。此类检测可精确查到抗体的浓度、过敏程度、有可能持续的时间，并做出初步的判断

小儿食物过敏护理防治三步曲

● 第一步：饮食回避

即回避引起过敏反应的食品，按照不同的情况又分为三种，予以分别对待。

毫无疑问，应该将这些食物从孩子的饮食中排除，尽量拒绝再食用这些食物。

值得提醒的是，由于针对这些食物的抗体要从孩子的体内消失，大多需要 1~2 年的时间，长期不食用这些食物，难免会引起孩子营养的不均衡，会对孩子的生长发育带来一定的影响。因而，家长最好咨询营养师，找到这些食物的替代品。

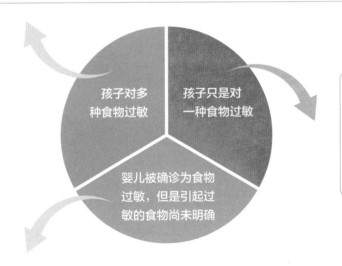

孩子对多种食物过敏

孩子只是对一种食物过敏

婴儿被确诊为食物过敏，但是引起过敏的食物尚未明确

对于这样的孩子，应该将引起过敏的这种食物从饮食中完全排除，不要再食用。

如果是用奶制品喂养的婴儿，首先应让孩子回避奶制品，包括牛奶、豆奶、羊奶等配方奶粉及其制品，改用游离氨基酸无敏配方奶粉喂养 2 ~ 4 周。倘若过敏现象逐渐好转，4 周后可尝试恢复原先的奶制品。如症状再次出现，则说明孩子对之前食用的奶制品过敏，需要继续使用游离氨基酸无敏配方奶粉喂养孩子至 1 岁。

对于奶制品过敏的孩子，越早使用无敏配方奶粉，就能越早地缓解过敏症状，并降低发生其他过敏性疾病的风险。

● 第二步：多吃点抗过敏食物

有些食物会导致孩子过敏，也有些食物能提升孩子免疫系统的耐受性。在确诊孩子出现食物过敏后，除了上面所说的回避引起过敏的食物外，家长还应该在日常的饮食中，让孩子多吃些能够帮助免疫系统增加耐受性的抗过敏食物。

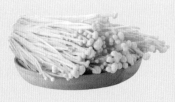

金针菇的菌柄有一种蛋白质，可以抑制哮喘、鼻炎、湿疹等过敏性病症，通过吃金针菇能达到调节免疫系统功能的作用。

金针菇

环磷酸腺苷是一种抗过敏物质，大枣中含量极其丰富，多食用可以阻止过敏反应的发生。但要提醒的是，红枣性偏湿热，平时有上火症状的易过敏孩子不宜多食。

红枣

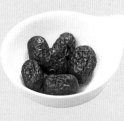

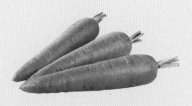

胡萝卜

胡萝卜是抗过敏食物中的明星，其所含的 β - 胡萝卜素有利于预防花粉过敏症、过敏性皮炎等过敏反应。胡萝卜素属脂溶性维生素，采用炒或炖的方式食用，更有利于维生素的吸收。

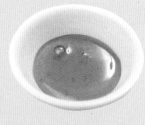

蜂蜜

每天喝1勺蜂蜜能有效地远离季节性过敏症状。蜂蜜所含的微量蜂毒，可以辅助治疗支气管哮喘；蜂蜜含有少量的花粉粒，经常食用会对花粉过敏产生一定的脱敏作用。蜂蜜是抵抗过敏食物的佳品，但在调饮蜂蜜时，不可以高温加热。另外，还有些孩子会对蜂蜜过敏，像这样的人群就不要食用了。

以上就是常见的帮助孩子抗过敏的食物，家长可以根据实际情况，在平时让孩子适量食用。

● 第三步：药物治疗

这种方法是逼不得已才采用的方法，因为服用抗过敏药物往往伴随许多不良反应，如嗜睡、肝肾伤害、免疫伤害、激素反跳现象等。对儿童来说，其内脏器官尚未成熟，药物对内脏器官的损伤是不容忽视的。长期、大剂量服用某一种抗过敏药，不仅会使药物失效，还会出现不良反应。除此之外，药物对食物过敏仅能控制或缓解症状的发生，无法预防过敏现象的发生。所以，除非出现仅用食物回避极其困难或难以确定过敏食物，以及对多种食物过敏容易导致营养不良的情况，才考虑药物治疗。

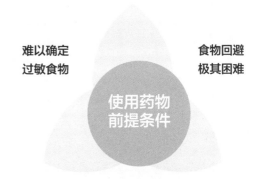

儿童常用的抗过敏药物以及不良反应可见下表。

儿童常用的抗过敏药物表

抗组胺药	最常用的抗过敏药物，对皮肤黏膜过敏反应、昆虫咬伤的皮肤瘙痒和水肿、血清病的荨麻疹有较好的疗效，其中苯海拉明、氯苯那敏和异丙嗪等，目前用于治疗荨麻疹、过敏性鼻炎。但抗组胺药对有关节痛和高热者无效，对支气管哮喘疗效较差
钙剂	增加毛细血管的致密度，降低通透性，从而减少渗出，减轻或缓解过敏症状。常用于荨麻疹、湿疹、接触性皮炎、血清病、血管神经性水肿等过敏性疾病的辅助治疗。主要有葡萄糖酸钙、氯化钙等，通常采用静脉注射，起效迅速
过敏反应介质阻滞剂	也称为肥大细胞稳定剂。这类药物主要有色甘酸钠、色羟丙钠等，主要用于过敏性鼻炎、支气管哮喘以及过敏性皮炎等
免疫抑制剂	主要对机体免疫功能具有非特异性的抑制作用，对各型过敏反应均有效，但主要用于治疗顽固性外源性过敏反应性疾病、自身免疫病和器官移植等。这类药物主要有泼尼松、地塞米松以及环磷酰胺、硫唑嘌呤等
其他抗过敏药物	维生素 C 有较强的抗氧化作用，它能帮助人体清除自由基，保护人体组织细胞免受自由基的破坏和损伤。当人体接触致敏物质时，维生素 C 又可以发挥它的抗组胺作用，从而减轻或避免过敏反应

第10章　食物过敏多为湿热惹的祸，清除肺热可去根

常用抗过敏药物的不良反应

苯海拉明	可出现头晕、嗜睡、倦乏，偶尔会出现皮疹
开瑞坦	个别患儿出现乏力、口干、皮疹、血尿、腹痛、呼吸费力、麻木等反应
酮替芬	主要是嗜睡、倦怠，有些家长反映患儿长期服用后食欲会增强，从而使体重增加
氯苯那敏	相比较于苯海拉明，其嗜睡、口干等不良反应较轻，但服用过量可出现幻觉、烦躁等。氯苯那敏还可诱发癫痫，故有癫痫病史的患儿禁用
色甘酸钠	主要是出现咽部和支气管刺激的症状，如咳嗽、恶心，甚至诱发哮喘反复发作。因此，服用该药见效后，需减少给药次数并逐渐减量，绝对不能突然停药
葡萄糖酸钙	静脉注射时全身发热，注射太快或者量太大可发生心脏骤停。本品对血管壁有刺激，少数人静脉注射时可引起软组织钙化
激素类药物	长期使用类固醇霜剂可引起皮肤变薄和色素沉着。长期使用类固醇气雾吸入剂可能会影响儿童的生长发育。另有报道，给孩子用激素类药物后易致青肿，还可能出现白内障。口服片剂可导致痤疮、面部潮红、水肿、肌无力和消化道溃疡。长期注射皮质类固醇不良反应大，不推荐
维生素 C	有些家长认为孩子维生素吃得越多越好，但是服用过量的维生素 C 会使孩子体内白细胞的抗病能力明显下降，可能会引起草酸及尿酸结石的形成

通过上面的两个表格，相信家长已经知道常用的一些抗过敏药物，同时也知道了其所带来的不良性反应。因此，当孩子出现食物过敏症状时，实在不得不使用药物治疗，应谨遵医嘱，不要轻易使用，以免给孩子的身体带来更大的伤害。

切记，不可擅自更改药量

孩子在服用抗过敏药物后，一些家长发现效果不怎么显著，往往会误以为是药量不够，于是便擅自加大剂量。在这儿要对家长说的是，千万不要这么做。为什么这么说呢？

从上面对一些抗过敏药物的介绍中，可以发现许多抗过敏药物本身也能引起过敏反应。就拿氯苯那敏来说，在临床的使用中，就出现患儿服药后原有的过敏症状不仅没有缓解，还出现了皮肤瘙痒、皮疹、腹泻、腹痛等反应；甚至有些患儿会出现血常规检查异常，如白细胞计数、血小板计数减少等。

还有，抗过敏药物都有毒性作用，加大用量或是长期服用，毒性作用反复累积，对孩子危害较大。因此，家长在给孩子服用抗过敏药物时一定要遵医嘱。

预防小儿食物过敏，
调整饮食是关键

● 孕期饮食，是降低孩子食物过敏的第一步

孩子食物过敏，大多是因为属于过敏体质，而过敏体质，则多属于遗传。为了降低孩子出生后食物过敏的发生率，妈妈自受孕那一刻起，就要有所行动。注意孕期的饮食，就是行动的第一步，也是关键性的一步。具体来说，就是避免食用容易引起过敏的食物，多吃一些有助降低孩子出生后食物过敏概率的食物。家族中有过对某种食物过敏的孕妇，更应该如此。

一般来说，容易引起孕妇过敏的食物有海鲜以及坚果类等，如果孕妇在食用时出现过敏症状，就最好不要食用。

鱼、核桃和亚麻籽等富含不饱和脂肪酸的食物，孕妇可以多食用。最新研究发现，不饱和脂肪酸可导致宝宝肠道发育发生积极变化，进而帮助肠道免疫系统更好地发育，让孩子出生后罹患食物过敏的危险大大降低。

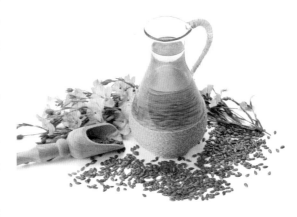

● 注重孕期的生理心理保健，让孩子健康出生

孩子出现食物过敏，跟肠胃功能有莫大的关系，其中最为典型的就是肠道屏障功能损害，导致食物中有抗原性的大分子降解物质被肠道吸收，在进入血液后，经过一系列复杂的过程，引发食物过敏。而导致孩子屏障功能损害的一个重要原因就是孩子的胃肠发育不成熟。

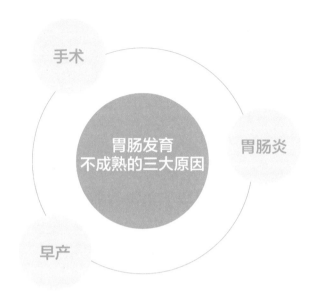

手术、肠胃炎以及早产，是导致胃肠功能发育不成熟的三大原因。这就告诉我们，要想防止、降低孩子出生后发生食物过敏的概率，准妈妈就要让孩子在自己的身体内健康成长，足月、健康出生。怎么才能做到这一点呢？很简单，就是要注重孕期的生理、心理保健，先让自己快乐、健康起来，这样才会拥有一个健康、快乐的小宝宝。

● 母乳喂养前先给孩子喂点"细菌"

在给新出生婴儿喂母乳前，应先给孩子喂点细菌。为什么要这样做呢？这是因为，妈妈们的乳头附近及乳管中含有丰富的益生菌，通过喂奶可以输送到宝宝体内，促使宝宝体内益生菌落的建立和微生物的平衡，从而促进肠道消化、增强消化系统的免疫力，预防过敏发生。不仅如此，还有利于母乳的消化吸收。

在这儿要提醒妈妈们注意的是，如果没有意外的情况，在孩子出生后6个月之内，最好采取母乳喂养。如果采取奶粉喂养的话，则应食用水解配方奶粉。否则，孩子以后可能出现对牛奶蛋白过敏。

● 辅食加对了，孩子食物过敏少一半

一般来说，孩子出生后6个月左右，就应该添加辅食了。在这个时候，家长就要注意了，因为稍有不慎，便有可能导致孩子出现食物过敏。那么，在添加辅食的时候，怎么做，才能有效地防止食物过敏呢？

即孩子多大的时候添加辅食。虽说建议孩子在出生 6 个月后添加辅食，但是还应该根据孩子的具体情况来决定。

有过敏家族史的婴儿尤其要强调前 6 个月的纯母乳喂养，而且应坚持喂母乳到 10 ~ 12 个月。辅食添加不宜过早，最好推迟 1 ~ 2 个月添加，且添加速度要慢，辅食的品种也应注意不宜过多，尤其推迟吃鱼、肉、虾、牛奶、鸡蛋、花生、麦类食物等易致敏食物的时间。

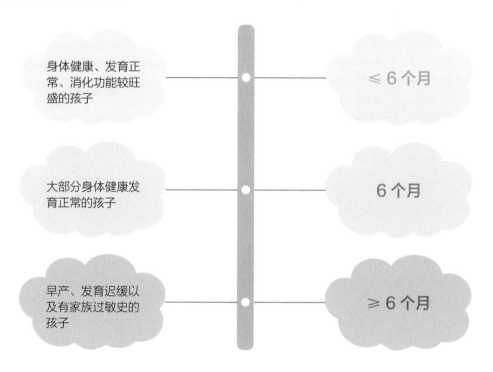

身体健康、发育正常、消化功能较旺盛的孩子 —— ≤ 6 个月

大部分身体健康发育正常的孩子 —— 6 个月

早产、发育迟缓以及有家族过敏史的孩子 —— ≥ 6 个月

添加原则

牛奶、鸡蛋、花生、大豆、小麦制品、芒果、木瓜、猕猴桃、鱼虾类、贝类等，是常见的婴儿致敏食物，在添加辅食时不要过早加入这类食物。

把握循序渐进的原则，即一次只能添加一种食物。另外，在添加食物的时候，要看看孩子是不是会经常出现吐奶、腹泻以及红疹等症状。倘若出现类似症状，就应该停止添加。如持续食用 1 周都没有问题，便可再添加另一种辅食，继续观察 1 周，再添加新的辅食。当连续几种辅食分别喂养都没问题，再考虑将其混合在一起喂食。

这样做的目的，是为了清楚排查出过敏食物原，在孩子以后的饮食中做好规避。

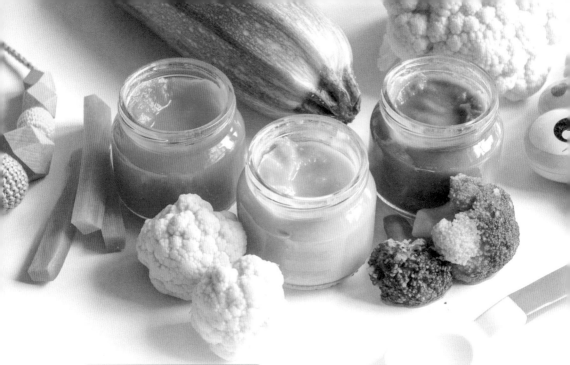

适宜添加的第一种辅食：米粉

米粉，是孩子容易接受，也是比较安全的辅食。因为，它有着淡淡的甜味和谷类香气，许多孩子都爱吃。还有就是，家长还可以根据孩子的情况搭配新鲜食材来喂养，在保证孩子全面吸收的基础上，还能有效锻炼婴儿的咀嚼能力，降低后期喂养难度；保证婴儿口腔锻炼，让舌头灵活运动，保证日后语言的正常发育。

在喂养米粉时，建议遵循"从稀到稠、由少到多"的原则。第一次添加可以只给孩子吃 1 勺，调成稀糊状，先放一点儿在孩子的舌头上，让他适应这种味道。如果孩子接受良好，以后可以逐渐增加食用量。

在这儿，有必要提醒家长，一些家长为了给孩子补充更多的营养，在添加辅食时，会让孩子吃一些蔬菜泥，这里建议等到孩子 6 个月后再食用。由于胡萝卜、菠菜、生菜、西蓝花、圆白菜、芹菜、萝卜、菜花等蔬菜含有亚硝酸盐，孩子在 6 个月之前，身体的发育还不能足以处理正常含量的亚硝酸盐，为了安全起见，建议等到孩子 6 个月以后再食用。另外，为了降低蔬菜泥中的亚硝酸盐含量，在将这类蔬菜煮熟打成泥的时候，不要用煮这些蔬菜的水来稀释。

有些食物，孩子在 1 岁之前要忌口

人体所需的营养来自于食物，也就是因为如此，一些家长为了让孩子能摄取到更多成长所需的营养，会让孩子吃许许多多的食物。但是，他们不知道，有些食物其实并不适合孩子食用，尤其是在 1 岁之前。一些孩子出现食物过敏，就跟过早地食用一些不适宜的食物有关。

盐、糖、酱油、味精等各种调味品

一些家长为了让孩子多吃点东西，往往会加上一点儿盐、糖之类的调味品。其实，这样做并不可取。因为孩子并不会觉得这些食物不好吃，有时他们更喜欢食物的原味。在食物中添加调味品，不但不利于孩子味蕾功能的正常发挥，还会给孩子的身体带来负面影响，如盐就会增加孩子的肾脏负担。

菠萝、猕猴桃、芒果等容易导致过敏的水果

除了菠萝、猕猴桃及芒果等容易致敏的水果，橙子容易导致皮疹，所以无论是橙子还是鲜橙汁，都应该等到孩子1岁之后再尝试。西瓜性寒，属于生冷食物，也不宜给小婴儿食用。草莓、葡萄之类容易噎着孩子的水果，在孩子2岁之前都不要给他们吃整粒的，而应该弄碎后再给他们吃。

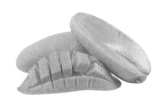

豆奶、茶、咖啡、碳酸等饮料

白开水是孩子在1岁之前，最适合的饮料。4个月以后，可以喝一些水果煮成的水。6～12个月每天可以喝不超过100毫升稀释的纯果汁（水与果汁1∶1比例），1岁之后可以喝原味酸奶。

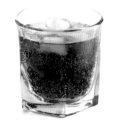

花生、腰果、杏仁等坚果类食物

这些食物除了容易导致过敏之外，因外壳坚硬容易噎着孩子。更为危险的是，孩子在吃这些坚果的时候如剧烈哭闹，容易呛咳而发生误吸。

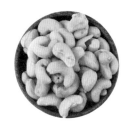

蜂蜜

1岁之内的孩子，肠道里的菌群尚未完全建立，食用蜂蜜后容易引起腹泻、呕吐等反应，甚至会引起肉毒杆菌中毒。

蛋白

孩子食物过敏多为蛋白质过敏，因此不宜食用蛋白，但可以食用蛋黄。

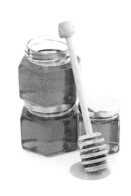

小儿过敏性腹泻，
要在预防、护理上下功夫

可以这么说，腹泻是最为常见的一种小儿肠道疾病。当孩子出现腹泻后，父母无疑会慌了神，变得手忙脚乱起来。其实，引起小儿腹泻的原因有很多种，当孩子出现腹泻的时候，妈妈不应该过于慌张，而是要冷静下来，找到引起孩子腹泻的原因。

● 引起小儿腹泻的 5 种原因

一般来说，引起小儿腹泻的原因有以下 5 种。

其症状表现为大便中水分增多，呈汤样，水与大便分离，有黏液且排便的次数和量有所增加。妈妈如果发现孩子的腹泻是这种腹泻，应该立即带孩子到医院就诊

其症状可按 6 月龄前后划分：6 月龄后的孩子，大便呈黄色、水分多、粪质少、蛋花汤样。6 月龄以内的孩子，因为母乳喂养大便水分本就多，就很难判断是否是蛋花汤样便，如果孩子的食欲正常、体重增长良好，妈妈就不用担心。倘若本来大便少，突然变成蛋花汤样，就应该及时带孩子就医了

其症状表现为大便呈黄绿色、带黏液（豆腐渣样），并且还可能有舌苔和口腔黏膜出现附着白色膜状或渣样物，引起口疮。妈妈在发现孩子有上述症状时，同样需要带孩子及时到医院就诊

	像这种类型的腹泻，主要由以下3种原因所致，其症状表现分别如下。		
喂养不当引起的腹泻 ▷	**过早喂大量脂肪类食物**	**过早喂果汁**	**过早喂富含膳食纤维的食物**
	大便呈淡黄色、液状、量多，像油一样发亮，在尿布上或便盆中如油珠一样可以滑动	过早给孩子喂果汁，特别是含高果糖或山梨醇的果汁，也可引起孩子腹泻，叫作高渗性腹泻	过早喂给孩子富含膳食纤维的食物，如韭菜、芹菜等，也可引起孩子腹泻，这是由于肠道刺激引起的

食物不耐受导致腹泻 ▷ 孩子出现这种腹泻，是由于肠道缺乏一种叫乳糖酶的消化酶，从而导致肠道对乳糖等成分消化吸收不良，不耐受而引起腹泻，属于食物不耐受。像这样的腹泻，又分为两种原因：一为乳糜泻，一为牛奶引起的过敏性直肠结肠炎

首先，我们来看看什么是乳糜泻。

乳糜泻，是在麸质、免疫、遗传和环境等因素的相互作用下导致的麸质敏感性肠病，其主要表现在于：吃了含有小麦成分的食物后出现腹泻、消瘦、恶心、呕吐等。像这样的孩子长期腹泻，不见好，并且身高、体重等比同龄孩子落后。

现代研究发现，如果孩子的腹泻属于乳糜泻，即有可能是对小麦中的麸胶蛋白过敏。因而，又把这种腹泻叫作"麸质敏感性肠病"。这种腹泻，是一种自身免疫性疾病，一旦发现孩子出现了上述的症状，父母就应提高警惕，及时带孩子去看医生。对小肠黏膜活检进行诊断，一旦确定，孩子就要严格避免麸质饮食，即不要吃含有麸胶蛋白的小麦、大麦和黑麦等。当回避小麦等麸质类食物后，孩子的症状会慢慢消失。其次，如果孩子出现轻度的症状，持续至学龄期，就可自行缓解。

其次，我们来看看牛奶引起的过敏性直肠结肠炎。

说得简单一些，引起这种腹泻的原因，就是孩子对牛奶过敏。其主要症状在于：孩子在饮用牛奶或者奶制品后，在没有明显原因的情况下出现腹泻，并且大便中带血丝。

像这种原因引起的腹泻，一般来说不会伴随出现其他的症状，孩子的精神、食欲和睡眠等其他情况还好，而不会出现发育迟缓及面色苍白等贫血现象。

面对这种腹泻，一般来说，在饮食上回避牛奶及奶制品之后，症状会逐渐消失。

如何辨别小儿过敏性腹泻

事实上，无论是什么原因引起的腹泻，对于孩子的健康发育所带来的影响都不容小窥，而在众多的腹泻原因中，过敏性腹泻是最为常见的一种。那么，妈妈如何辨别自己的孩子是不是过敏性腹泻呢？

一般来说，小儿的过敏性腹泻，是由于对食物当中的蛋白质过敏所致，其症状表现为以下几点。

主要表现为腹泻，严重者会出现大便内带脓血	‹ 过敏性腹泻症状 ›	可能伴有恶心、呕吐、腹痛、皮疹等症状

除了上面所说的之外，过敏性腹泻有时跟功能性消化不良或者是轻症感染性腹泻有相似的地方。对父母来说并不容易辨别。因此，一旦孩子出现反复性腹泻，并且越来越严重时，就一定要到医院做以下的检查。

在医院做的检查，主要为血常规检查，即看白细胞的高低值，嗜酸性粒细胞是升高还是降低以及 C 反应蛋白的变化，从而辨别是不是过敏性腹泻。

除了血常规检查外，建议还要查凝血功能。因为，有些孩子出现便血，是凝血功能有问题，血小板很低的话也会造成便血。

对于便血症状严重的孩子，最好做凝血功能检查。这是因为孩子的胃肠功能发育未完善，而且肠道固定在腹腔的韧带有时候还没有发育好，一旦胃肠功能出现紊乱，或者腹泻，就有可能会出现肠套叠。而肠套叠通过腹部 B 超检查，就能检查出来，避免耽误病情。一般来说，如果确诊为肠套叠，就要及时进行外科处理了。

轻度小儿过敏性腹泻的调理

当确诊孩子为过敏性腹泻时，妈妈应该怎么办呢？这个时候，妈妈要根据孩子病症的轻重缓急进行调理。以下介绍几种行之有效的轻度过敏性腹泻患儿的护理方法。

母乳或混合喂养的孩子

像这样的患儿，最好的办法就是，尽量减少或者是停止摄入一些容易导致过敏的蛋白类食物，比如，常见的奶制品，鱼、虾等海鲜类食物，以及鸡蛋和坚果。

奶粉或者混合喂养的孩子

像这样的患儿，在喂养过程中应该改为适度水解蛋白的奶粉，同时观察病情变化，主要观察腹泻是否有改善以及便血是否减少。在腹泻和便血有所好转时，按照这种饮食规律至少坚持 1 ~ 3 个月。但是，要想让孩子彻底康复，妈妈应该逐步添加这种致敏的食物，来观察患儿是否能够耐受。

提醒注意的是，如果采用上述方式，孩子没有好转，甚至症状加重，就应该及时到医院去就诊。

处理时应遵守三原则

事实上，无论孩子出现腹泻症状时，是过敏性还是非过敏性，不管症状轻重如何，作为妈妈都要打起十二分精神，帮助孩子从这一痛苦的症状中走出来。一般来说，在孩子出现腹泻时，妈妈把握住以下的 3 个原则就可以。

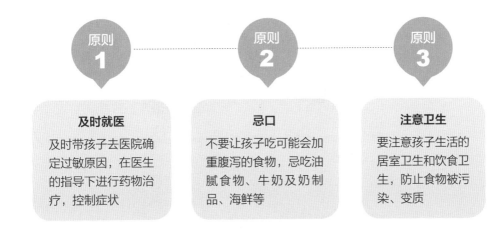

原则 1

及时就医
及时带孩子去医院确定过敏原因，在医生的指导下进行药物治疗，控制症状

原则 2

忌口
不要让孩子吃可能会加重腹泻的食物，忌吃油腻食物、牛奶及奶制品、海鲜等

原则 3

注意卫生
要注意孩子生活的居室卫生和饮食卫生，防止食物被污染、变质

三管齐下，
解决小儿过敏性便秘之忧

与小儿腹泻对应的肠道疾病就是小儿便秘了。为人父母，因为孩子的健康问题，可以说心都是操碎了，当孩子出现腹泻时忧，当孩子出现便秘时也忧。无论是腹泻还是便秘，对孩子的健康成长来说，都是不利的。

● 新生儿几天不大便≠便秘

一说到便秘，很多人自然而然就认为是孩子一连几天都不解大便。事实上，孩子是不是出现便秘，并不像我们大多数人认为的那样简单。孩子，尤其是新生儿几天不大便并不一定是便秘。

为什么这么说呢?

原因很简单，那就是新生儿由于解便机制尚未发育成熟，所以无法定时排便，常常要等大便积累得很多，直肠壁的神经感受到膨胀压力，才会引发反射性的排便，这就是有些孩子几天才解一次大便的原因。

母乳喂养的孩子由于对母乳中的营养吸收比较完全，大便量较少，反而会好几天才排一次便，不一定随吃随排。判断新生儿是否便秘的方法是观察孩子大便的形状。如果形状正常，几天不大便也属正常。

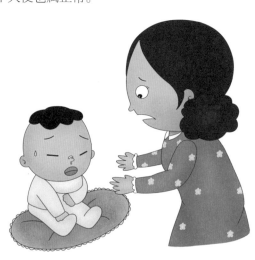

● 辨别孩子是否便秘的简单方法

那么，父母怎么才能辨别孩子是不是便秘呢？接下来，就告诉父母们一些简单的辨别方法。

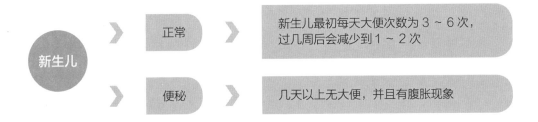

| 新生儿 | 正常 | 新生儿最初每天大便次数为 3 ~ 6 次，过几周后会减少到 1 ~ 2 次 |
| | 便秘 | 几天以上无大便，并且有腹胀现象 |

对于新生儿来说，我们可以从上面图标中所示进行辨别，而对婴幼儿来说，则需要看大便的软硬程度。

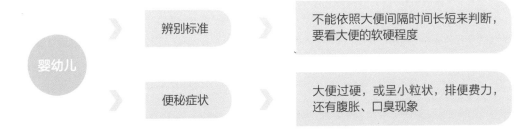

| 婴幼儿 | 辨别标准 | 不能依照大便间隔时间长短来判断，要看大便的软硬程度 |
| | 便秘症状 | 大便过硬，或呈小粒状，排便费力，还有腹胀、口臭现象 |

● 小儿便秘的常见类型

孩子出现便秘，其原因虽说很多，但大体可以分为以下三类。

功能性便秘

这一类便秘经过调理可以痊愈。

1 　　**日常饮食**
　　　　饮食中摄入糖分不足，会使大便干燥

2 　　**饮食搭配**
　　　　搭配不合理、膳食纤维摄入少、食物过于精细等都容易引起便秘

③ ➤ **长期营养不良**
腹肌和肠肌缺乏力量，不能排便，可出现顽固性便秘

④ ➤ **生活没有规律**
没有按时排便的习惯，使排便的条件反射难以形成，导致肠管肌肉松弛无力而引起便秘

⑤ ➤ **患有某些疾病**
如佝偻病等，使肠管功能失调，腹肌软弱或麻痹，也可出现便秘症状

先天性肠道畸形引起的便秘

这种便秘通过调理是不能痊愈的，必须经过外科手术矫治。绝大多数的婴幼儿便秘都是功能性便秘。

食物过敏性便秘

除了上面说的常见的便秘类型外，在这儿要提醒父母注意的是，孩子的便秘也有可能是因为过敏引起的。有研究显示，婴儿便秘的发生率为 2.9%，2 岁幼儿便秘的发生率为 10.1%。英国 4 ~ 11 岁儿童便秘的发生率达 34%，而这个年龄阶段又是食物过敏高发年龄段，而孩子出现便秘，则往往跟食物过敏有一定的关系。

曾有人做过这样一个试验：

对 27 名慢性特发性便秘儿童进行跟踪调查。这 27 名患儿，都有肛周红疹，排便费力，排黏液便的症状。在他们的饮食中剔除牛奶 1 个月后，21 个患儿的症状得到明显改善，随后再给予牛奶激发，这 21 名患儿再次出现症状；当再次牛奶剔除，症状又全部消失。

因此，得出这样一个结论：牛奶过敏跟便秘有关。为了进一步证实这一结论，又做了牛奶和豆奶的交叉双盲以及回避致敏食物原的试验，得出的结果相同。

● 便秘时，实用的 4 种缓解护理法

了解了引起孩子便秘的原因后，父母最关心的，恐怕就是当孩子出现便秘该怎么办了。出现便秘后，干硬的大便刺激肛门会使孩子产生疼痛和不适感。有的孩子因为害怕疼痛，不敢用力排便，会使便秘越来越严重。大便如果长时间存留在孩子体内，会产生毒素，影响孩子正常的新陈代谢，还会使孩子出现营养不良、抵抗力下降等健康问题。那么，孩子出现便秘，妈妈应该怎么办呢？以下就是一些较为实用的缓解便秘症状的护理方法。

按摩肚脐法

手掌向下，平放在孩子脐部，按顺时针方向轻轻推揉。可以加快孩子的肠道蠕动，促进排便，有助于消化。

开塞露法

打开开塞露封口，挤少许药液滑润管口，让孩子侧卧，将开塞露管口插入其肛门，轻轻挤压塑料囊，注入药液后拔出，侧躺几分钟。

甘油栓法

将圆锥形甘油栓的包装纸打开，轻轻塞入孩子肛门，然后轻轻按压，使甘油栓尽量在孩子的肛门内多待一会儿，使其充分融化。

促进排便的方法

具体做法，如下。

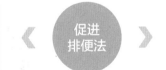

| 均衡饮食，多食用水果蔬菜，少食用肉 | 促进排便法 | 保证孩子适宜的活动量，促进胃肠蠕动；补充一定的水分，防治大便干燥，不易排出 |

如果孩子 2 ~ 3 天不解大便，而其他情况良好，可在家用以上方法护理。但如果出现腹胀、腹痛、呕吐等情况，就不能认为是一般便秘，应及时送医院检查治疗。尤其是对于先天性肠道畸形导致的便秘，必须经过外科手术矫治。

● 孩子出现便秘时的喂养原则

对于不同年龄段的孩子，在出现便秘症状时，所采取的喂养方法也不尽相同，接下来，就简单介绍一些。

母乳喂养婴儿

对于这类婴儿，妈妈要保证饮食均衡，多吃蔬菜、水果、粗粮，多喝水或粥，汤要适量，饮食不要太过油腻。如果妈妈母乳不足要及时补充配方奶粉。

配方奶喂养婴儿

这类型的患儿，妈妈要按照说明冲调配方奶粉，不要冲调过浓；两顿奶之间给孩子喂些水或果汁。添加有助于防止孩子便秘的双歧杆菌的奶粉。还有就是多给孩子喂些温水，这绝对没有问题。

添加辅食以后的婴幼儿

对于此类型的患儿，妈妈可以让孩子吃一些玉米面和米粉做成的辅食，并且要及时添加菜汁、果汁、果泥、菜泥，如香蕉泥、红薯泥、胡萝卜泥等，可用梨汁、苹果汁、西瓜汁、蔬菜汁代替橘汁、橙汁。

3 岁以上幼儿

对于这类孩子，主要要做到两忌：一是忌食高脂肪、高胆固醇食物，这些食物易残留在肠道中，不易排出；二是忌食柿子、石榴、莲子等收敛固涩的食物，因为孩子食用后会导致肠蠕动减弱，大便难以排出。

● 服用药物指南

当然，在必要的时候，妈妈还可以选择让孩子服用一些药物。适合婴幼儿治疗便秘的口服药有妈咪爱、整肠生、金双歧片、四磨汤口服液等。不过，在这儿要提醒的是给孩子服用药物的具体用法及用量请遵医嘱。

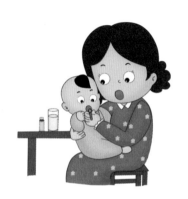

● 其他事项

相对于其他的疾病，小儿便秘只要预防得当，就有助于疾病控制。那么，在实际的生活中，妈妈怎样做才能有效地避免便秘找上自己的孩子呢？以下，就是妈妈在日常生活中要注意的。

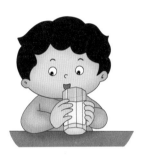

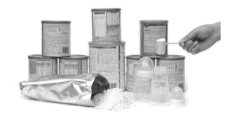

清晨起床后，1 杯温水，促进肠蠕动

调配配方奶粉时，要按说明书来，不随意提高浓度

调节室温，避免孩子厌烦或不适，定时帮助孩子排便

保证足够活动量，揉揉孩子腹部，不让孩子长时间躺在床上

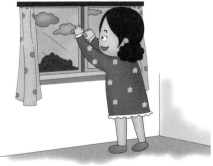

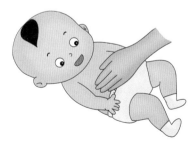

虽说便秘大多是从食物过敏开始的，适时补充益生菌能使肠道的有益细菌占据主导地位，通过刺激肠道促进肠道成熟，并刺激全身免疫系统的成熟，从而减轻过敏反应。但是在这儿要告诉妈妈们的是，补充益生菌并非是"韩信点兵，多多益善"。

首先，如果你的孩子是母乳喂养，其实你一直在给他补充益生菌，从未间断；如顺产的孩子，在分娩的过程中，就会从产道中获得益生菌；在宝宝进食母乳的时候，母乳中的活性乳杆菌和双歧杆菌，就是孩子持续获取益生菌的来源。还有就是，在孩子吃奶的时候，妈妈乳头及乳头周围皮肤上的益生菌也会被孩子吃到肚子里。这些益生菌，都会在孩子的肠道内不断繁殖，并形成肠道保护膜。

所以说，对顺产以及母乳喂养的孩子来说，一般是不需要额外补充益生菌的。同样，健康的剖腹产宝宝及喝配方奶的宝宝，也是不需要的。

在这儿，更要提醒妈妈们注意的是，益生菌并不是日常推荐补剂，更不是包治百病的神丹妙药，事实上，在这个世界上也不可能存在这种药。要知道不同菌种或菌株，其效果是不一样的。

益生菌，虽然对于健康人群没有什么害处。但是，不推荐在孩子身体本身益生菌就很充足的情况下进补。这是因为，额外的进补，容易打破孩子体内原有的平衡，有可能导致疾病发生。事实上，在我们身边，有许多的食品，如酸奶、奶酪等都含有丰富的益生菌，想要给孩子补充，从饮食中获取就可以了。

这也就是说，除了特定的情形外，孩子是不需要额外补充益生菌的，即便是需要补充，也要在医生的专业指导和建议下选择合适的菌株。